Ein Geschenk der Natur
mit einzigartigem Nähr- und Energiewert

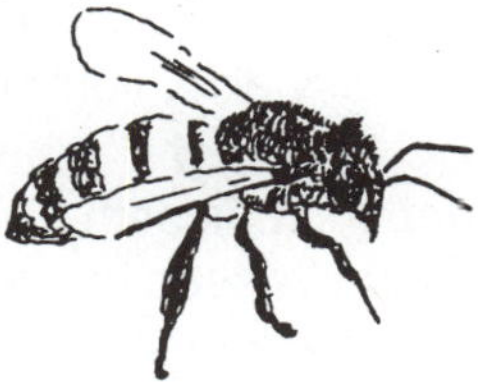

Richtiger Honig
ist wie eine
gute Medizin
und hat die ganze
Heilkraft der Natur.

Theodor Fontane

© Günter Albert Ulmer Verlag
Hauptstraße 16
78609 Tuningen

Text, Layout, Grafiken, Bilder
G. A. Ulmer

ISBN 3-924191-89-1

Alle Angaben in diesem Buch wurden nach bestem Wissen erstellt.
Die Angaben erfolgen ohne Verpflichtung oder Garantie des Autors.
Er übernimmt keine Verantwortung und Haftung für etwa vorhandene Unklarheiten oder inhaltliche Unrichtigkeiten. Die Forschung ist auf diesem Gebiet noch im Fluß.

Der Autor weist darauf hin, daß in jedem Fall ein/e Arzt/Ärztin zu Rate gezogen werden muß, wann immer gesundheitliche Probleme auftauchen und Hilfe notwendig sein wird.

G. A. Ulmer

Ein Geschenk der Natur

mit einzigartigem Nähr- und Energiewert

Produkte der Bienen

Bienenhonig

Bienenwachs - Blütenpollen

Propolis - Gelée Royale

zur Stärkung Ihrer Gesundheit und zur Pflege Ihrer Haut

Günter Albert Ulmer Verlag, Tuningen

Inhaltsverzeichnis

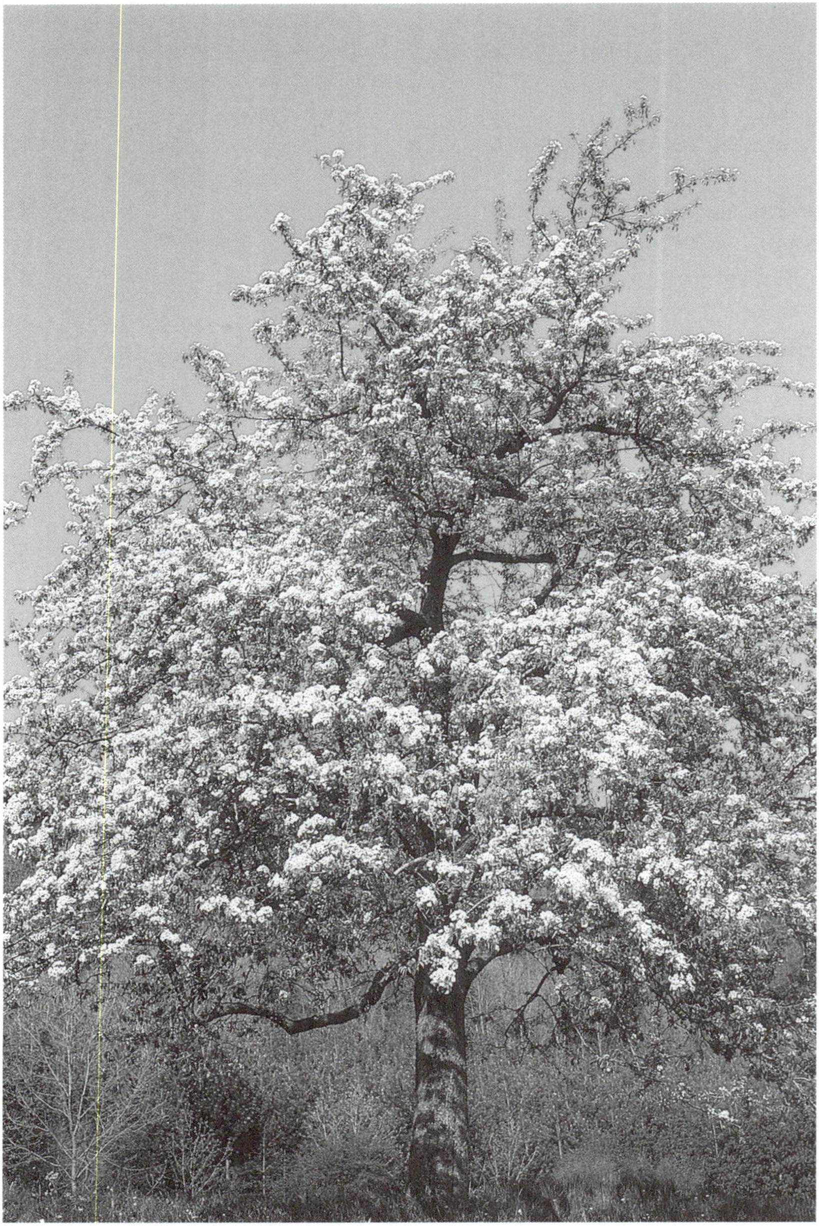

Die nützlichsten aller Insekten: die Bienen

Seit etwa 35 Millionen Jahren leben Bienen auf der Erde. Bienen sind - abgesehen von den arktischen Regionen - fast überall auf der Erde zu finden. Wir können sie zu den wichtigsten und nützlichsten aller Insekten zählen, denn sie haben einen nicht unerheblichen Anteil am biologischen Gleichgewicht der Natur.

Zunächst sind die Bienen für ihren Nahrungserwerb eingerichtet. Für ihren Lebensunterhalt benötigen sie Blütenstaub (Pollen) sowie Nektar und Honigtau. Der Blütenstaub dient dank seines Eiweiß- und Vitamingehaltes als Aufbaufutter. Aus Nektar und Honigtau bereiten die Bienen den Honig. Dieser dient nicht nur als Energielieferant für sie selbst, sondern insbesondere auch für die Jungbienen, für die Aufzucht der Brut sowie zur Heizung des Stocks.

Bei ihrer Nektarsuche bestäuben die Bienen die Blüten und sorgen so für den Fortbestand vieler Pflanzen. Etwa 80% unserer Kulturpflanzen, wie z.B. Äpfel, Birnen, Kirschen, Himbeeren, Sonnenblumen, Wiesenblumen, Raps und zahlreiche Wildpflanzen, werden zum größten Teil von den Bienen bestäubt. Sie erfüllen diese so lebenswichtige Aufgabe. Interessant ist, daß die Bienen bei einer Blütenart bleiben und nicht wahllos, wie die anderen Insekten, Blüten in beliebiger Reihenfolge anfliegen. Die meisten Pflanzen brauchen nämlich zur Befruchtung arteigene Pollen. So liefern hauptsächlich die

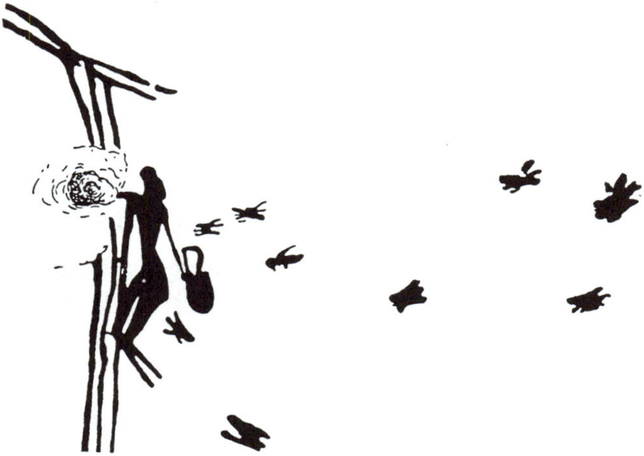

Steinzeitliche Höhlenzeichnung, Honigraub aus einer Felsenhöhle.
Bicorp in Spanien (Nach Obermaier)

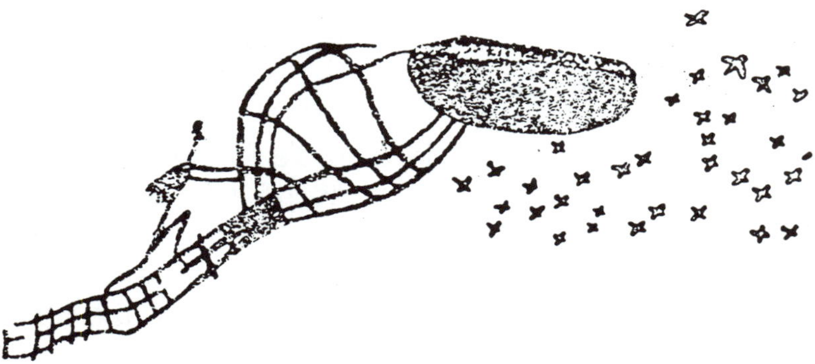

Ein Buschmann klettert zu seinem Bienenvolk, das unter einem Felsübergang hängt.
Felszeichnung aus Südafrika (Natal). (Nach Pager 1973)

Bienen die Voraussetzung zum Fruchtansatz. Der Fruchtansatz wiederum sichert vielen Vögeln und Tieren vielseitige Nahrung und uns Menschen Ernteerträge. Ohne Bienen gäbe es kein Obst und kein Gemüse. Es gäbe auch keinen Kleesamen. Durch ihre Bestäubungsarbeit bewirkt die Biene die Frucht- und Samenbildung.

Bienen - älter als wir Menschen

Spuren einer Vorform der heutigen Honigbiene fand man eingeschlossen in Bernstein in Jütland und Samland. Auch im Randecker Maar auf der Schwäbischen Alb wurden versteinerte Honigbienen aus dem Tertiär, also aus einer Zeit, die etwa 6 Millionen Jahre zurückliegt, entdeckt. Schon in vorgeschichtlicher Zeit war Bienenhonig bekannt. Auf einer Felszeichnung, die man 1919 in der spanischen Provinz Valencia fand, kann man einen Menschen erkennen, der ein Bienenvolk beraubt. Diese Höhlenmalerei ist etwa 7000 Jahre alt. Ähnliche Felsenzeichnungen wurden auch in Südafrika gefunden. Dort hängen die Nester dieser Bienenarten frei an Felsüberhängen.

Weite Verbreitung fand Honig u.a. im alten Ägypten, in Babylonien, Indien und in China. Honig war nicht nur Nahrungsmittel, sondern auch Medizin und Opfergabe für die Götter. Honig und Pollen standen in so hohem Ansehen, daß man glaubte, sie seien die Speise der Götter, die ihnen Unsterblichkeit verlieh. Zur Zeit der Pharaonen wurden Bienenvölker sogar auf Schiffen zu blühenden Wiesen transportiert, um möglichst größere Mengen dieses kostbaren Gutes zu gewinnen.

Für die Juden waren Milch und Honig ein Symbol des verheißenen Landes und ein Symbol des Wohlergehens. Der Mund Neugeborener wurde mit Honigbutter bestrichen, damit ihr Leben gut und reich werde. Vielleicht auch, weil König David im 119. Psalm Vers 103 sagte: „Dein Wort ist meinem Munde süßer als Honig.“ Auch in den Psalmen wird die Verheißung gegeben (81:17) „Und er wird sie mit dem besten Weizen speisen und mit Honig aus dem Felsen sättigen.“

König Salomo empfahl in den Sprüchen (24:13) „Iß Honig mein Sohn, denn er ist gut, und Honigseim ist süß für deinen Gaumen. So erkenne auch, daß die Weisheit gut ist für deine Seele.“ Allerdings setzte der weise Mann etwas später hinzu (Spr. 25:27): „Viel Honig essen ist nicht gut; aber etwas Schweres erforschen, ist eine Ehre.“ Der große griechische Mathematiker Pythagoras (500 v. Chr.) lebte hauptsächlich von Brot und Honig, weil er glaubte, Honig kläre die Gedanken. Einige griechische Philosophenschulen lehrten, daß Bienen die menschliche Seele verkörpern. Aus Griechenland sind durch Hippokrates 265 verschiedene Honigheilmittel bekannt. Es entwickelte sich die sogenannte Apitherapie (Apis mellifera = Honigbiene). Die Bedeutung von Honig als Heilmittel verschwand aber im Laufe der Zeit immer mehr. Zurück blieb nur noch die Verwendung als Hausmittel.

Nach der germanischen Mythologie war Honig der Tau der Weltesche Yggdrasil und eine Götterspeise. Zunächst sammelten unsere Vorfahren nur Honig von wilden Waldbienen, den sie unter anderem zu Met vergoren. Dieser war schon 300 v. Chr. bekannt.

Die Zeidler, Vorgänger unserer Imker

Die Honigernte selbst war ein gefährliches und mühevolles Unterfangen. Die Wildbienen bauten ihre Wohnungen in Fels- und Baumlöcher. So mußten die Menschen waghalsig klettern, um den Honig zu holen. Noch war die hochentwickelte Organisation der Bienenvölker nicht bekannt. Doch schon gegen Ende des Mittelalters gab es so etwas ähnliches wie unsere Imker, die sogenannten „Zeidler". Die Bienenzucht wurde gesetzlich geregelt, und es entstand ein Berufsstand mit eigener Gerichtsbarkeit. Sie erlaubte es dem Zeidler, jeden am nächsten Baum aufzuknüpfen, der Honig aus den Waldvölkern stahl. Ein bedeutendes Zentrum der Zeidler war Nürnberg mit seinem großen Reichswald und seiner Lebkuchenherstellung, die viel Honig verbrauchte.

Die Zeidler kümmerten sich um die Wildbienen. Sie unterstützten die natürliche Entwicklung und stellten dem Bienenvolk weitere Wohnungen, wie künstlich ausgehöhlte Baumstämme, zur Verfügung. Diese Baumstümpfe hießen damals allgemein „Stock" - und daraus wurde dann auch die Bezeichnung „Bienenstock". Ganz allmählich entwickelte sich aus der Wildbienenhaltung die Hausbienenhaltung.

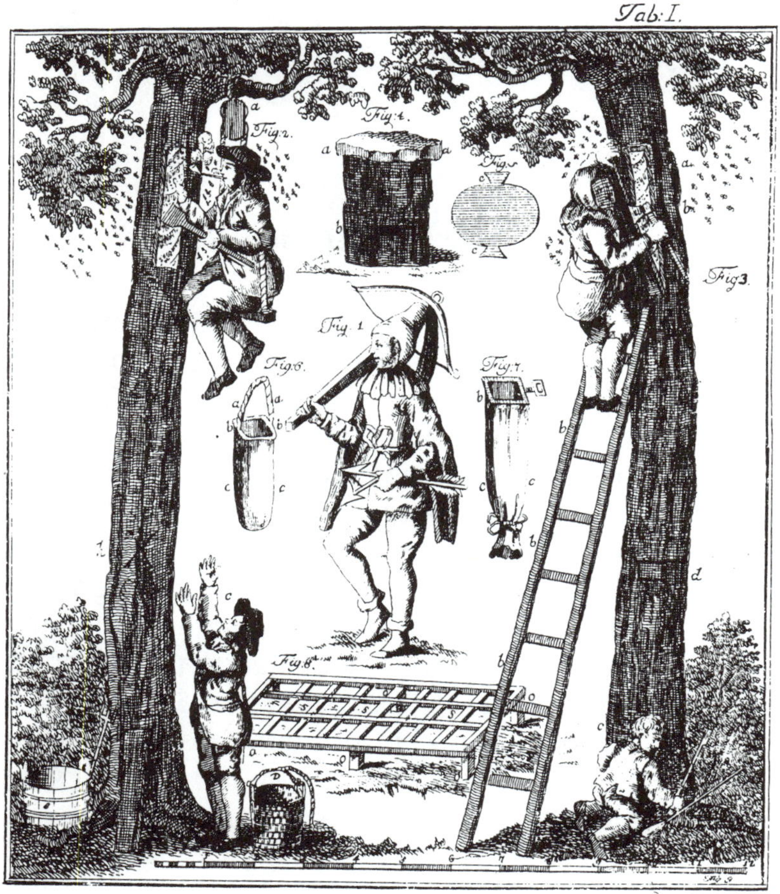

Das Bild aus der historischen Waldimkerei zeigt am rechten Baum einen Zeidler bei Öffnen eines mit Bienen besetzten Hohlraumes mit Hilfe seines Zeidlerbeiles. Am linken Baum wird ein Bienenvolk abgeerntet - die dabei verwendeten Werkzeuge und Hilfsmittel sind im Bild verteilt. Der obere Mittelteil zeigt die nächste Entwicklungsstufe, eine aus dem Baum geschnittene Klotzbeute.

Heute gibt es in Deutschland etwa 100 000 Imker mit 1,3 Millionen Bienenvölkern. Jeder Bienenstock ist eine Welt für sich und leistet für die ganze Schöpfung unermeßliche Dienste. Was die Bienen erzeugen, ist nicht nur Honig, der neben seinen gesundheitlichen Vorzügen auch ganz wertvolle medizinische Wirkungen und Eigenschaften besitzt. Blütenpollen verhelfen zu einem Höchstmaß an Energie, stärken das Immunsystem und wirken Allergien entgegen. Propolis, das Kittharz der Bienen, ist ein ganz vorzügliches, natürliches Antibiotikum. Während Millionen von Jahren hat Propolis nichts von seiner Wirksamkeit gegen krankmachende Mikroben eingebüßt. Das vitaminreiche Gelée royale wirkt innerlich und äußerlich als Jungbrunnen und hat darüber hinaus heilende Wirkung.

Um die vielen verschiedenen, wertvollen Inhaltsstoffe der Bienenprodukte besser verstehen zu können ist es wichtig, daß wir uns kurz mit dem Leben und den Eigenschaften der Bienen vertraut machen. Es ist etwas Geheimnisvolles und zugleich etwas an Wunder Grenzendes mit den Bienen. Gäbe es keine Bienen, wie arm wäre unsere Natur, vielleicht wäre sie schon längst nicht mehr. Die Bienen können ohne den Menschen leben, wir aber sind auf die Bienen angewiesen.

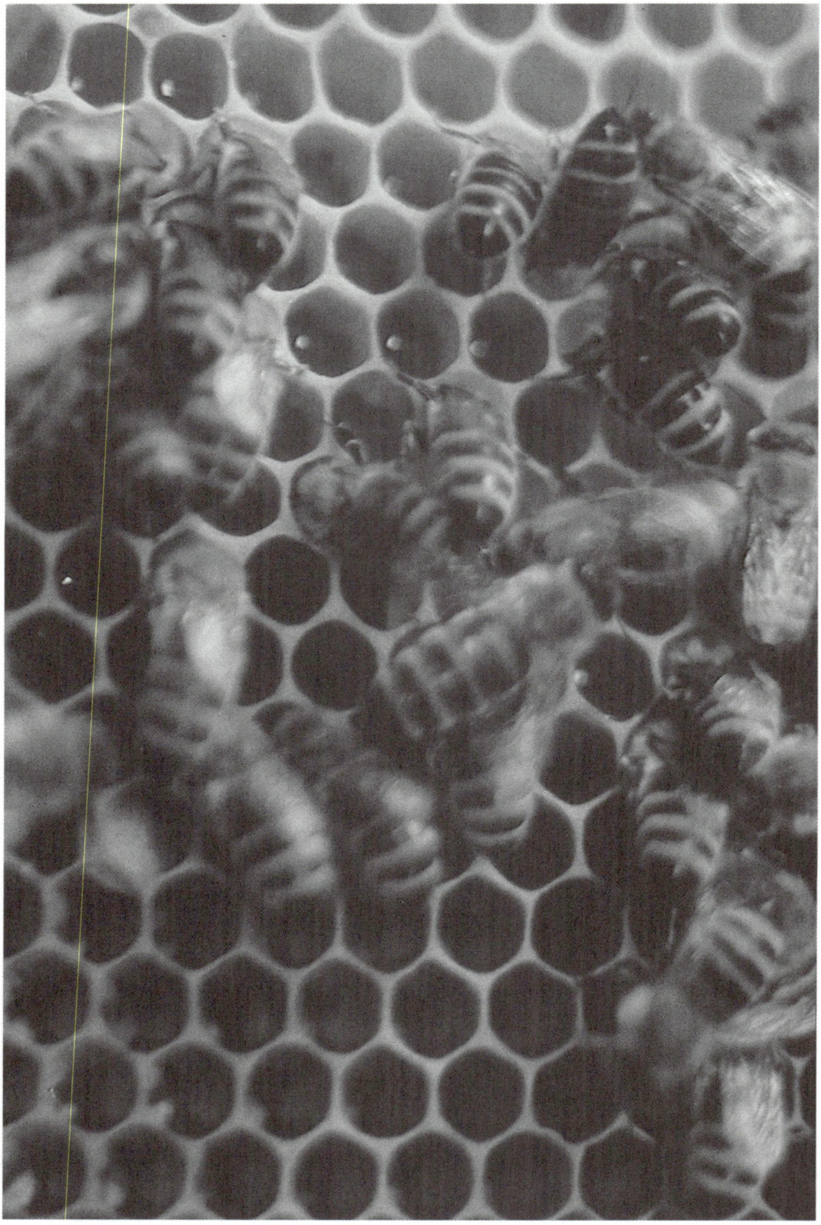

Die Wunderwelt der Bienen

Jedes Bienenvolk bildet einen wohlgeordneten Staat, in dem alle Mitglieder bestimmte Aufgaben, Pflichten und Rechte haben. Dieser Staat besitzt jeweils eine Königin, einige hundert männliche Drohnen und etwa 40 000 bis 60 000, manchmal sogar auch bis zu 80 000 weibliche Arbeitsbienen. Die Bienen haben ein perfekt organisiertes Gesellschafts- und Staatenleben, eine hochentwickelte Brutpflege und einen kunstvollen Nestbau. Die Einrichtung ist musterhaft, weil jeder Teil an seinem Platze seine Schuldigkeit in vollstem Maße tut, weil keiner mehr oder weniger sein will, als das, wozu ihn seine Leistungsfähigkeit bestimmt.

Die Rolle der Königin (auch Weisel genannt) besteht darin, für den Nachwuchs zu sorgen. Sie ist sozusagen die Mutter des Volkes und hat als einzige voll entwickelte weibliche Fortpflanzungsorgane. Dafür sind bei ihr die Nähr- und Sammelwerkzeuge verkümmert. Nach dem Hochzeitsflug verbringt sie ihr ganzes Leben mit Eierlegen. Pro Tag kann sie bis zu 3000 Eier produzieren, jährlich etwa 50 000 - 60 000 Eier. Diese Leistung ist nur möglich durch den besonders hochwertigen „königlichen Futtersaft“ auch „Gelée royale“ genannt. Die Königin ist ständig von einem Hofstaat von Bienen umgeben, die sie hegen und pflegen und mit dem königlichen Futtersaft ernähren. Dieses Kraftfutter bewirkt nicht nur die Fruchtbarkeit, sondern verlängert auch das Leben der Königin, sie kann 4 bis 5 Jahre alt werden.

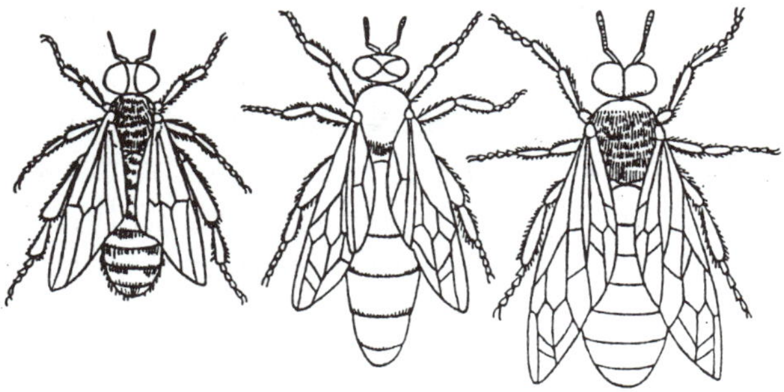

Die Entwicklung einer Biene in 21 Tagen

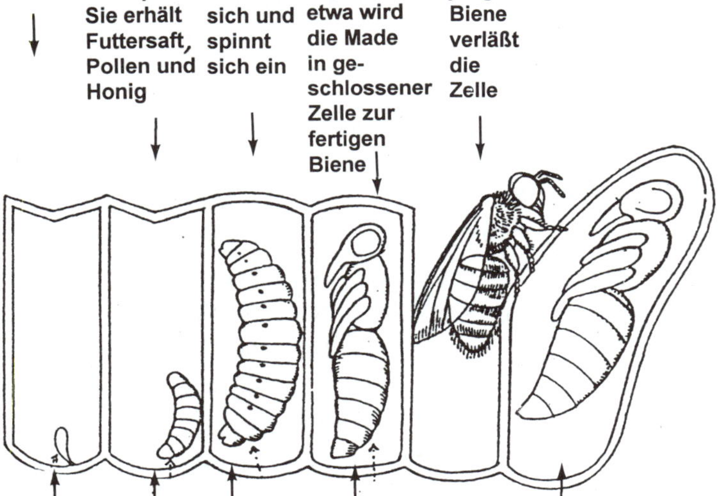

Durch ihren Duft, den sie dem „Stock“ verleiht, übt die Königin auf das gesamte Sozialverhalten des Volkes einen markanten Einfluß aus. Die Bienen richten ihr Kontaktverhalten nach dem „Nestgeruch“. Wer anders riecht, ist eben „stockfremd“. Die Königin kann durch ein Hautsekret, das sie ausscheidet, die Eierstockentwicklung der Arbeiterinnen hemmen und die Intensität des Wabenbaus steigern.

Die weiblichen Arbeitsbienen haben voll entwickelte Nähr- und Sammelwerkzeuge, dagegen aber unterentwickelte Fortpflanzungsorgane. Ob aus einem befruchteten Ei eine Arbeiterin oder eine Königin entsteht, hängt von der Brutzellengröße sowie von der Ernährung und Pflege der Bienenlarve ab. Drohnen gehen aus unbefruchteten Eiern hervor.

Die Entwicklung einer Biene

Vor der Eiablage prüft die Königin, ob die Zelle frei und von den Jungbienen sauber geputzt ist. Dann legt sie das Ei am Zellenboden senkrecht ab. Daraufhin geht sie weiter zur nächsten Zelle. Aus dem Ei schlüpft nach 3 Tagen zunächst eine Made, die von anderen Bienen mit Futtersaft, sogenannter Ammenmilch, versorgt wird. Noch liegt sie am Boden (Rundmade). Später wird sie nicht mehr mit Futtersaft, sondern mit einem Brei aus Honig und Blütenstaub versorgt. Sie streckt sich (Streckmade) so, daß sie schließlich etwa am 6. Tag die ganze Zelle ausfüllt. Dann wird diese Zelle mit Wachs

Teil einer Bienenwabe

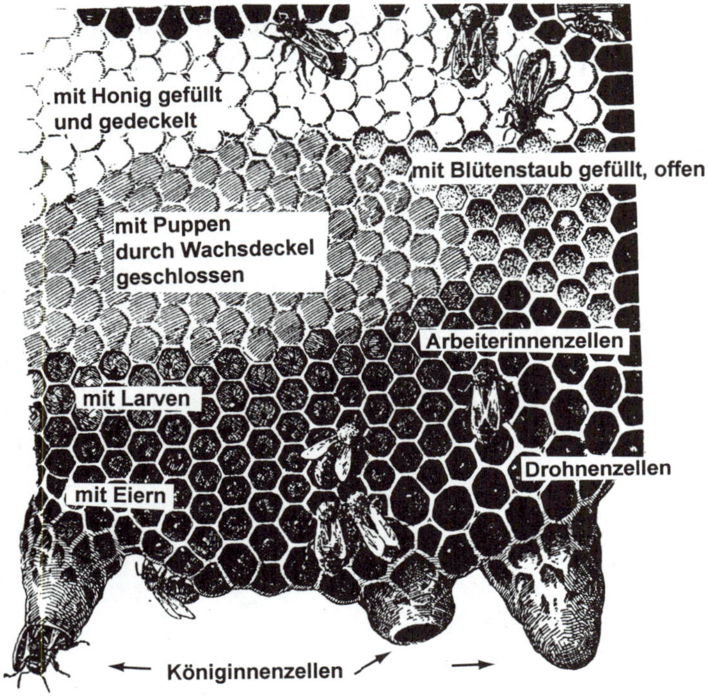

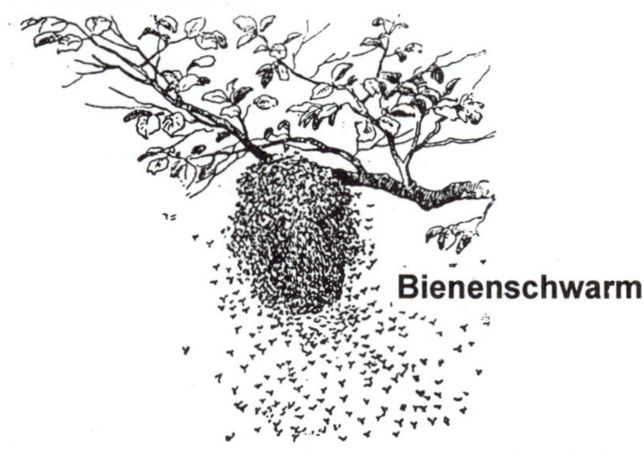

verschlossen. Die Made verwandelt sich in eine Puppe. Nach insgesamt 21 Tagen kann die fertige Biene schlüpfen. Sie muß aber mit großen Anstrengungen den Zelldeckel abnagen. Wenn die Öffnung vollbracht ist, streckt sie hungrig ihre Zunge heraus und wird dann von den Ammenbienen gefüttert. Nachdem sie sich geputzt hat, beginnt auch schon nach wenigen Stunden ihr Arbeitsleben. Drohnen schlüpfen nach 24 Tagen und Königinnen nach 17 Tagen. Die männlichen Drohnen haben keine andere Aufgabe, als die Befruchtung der Königin sowie mit ihren Leibern die Brut zu wärmen.

Die junge weibliche Arbeitsbiene durchläuft mehrere Arbeitsabschnitte und Aufgaben während ihres etwa 60 tägigen Lebens im Sommer. Wenn sie erst im Herbst schlüpft, wird sie als Winterbiene etwa 200 Tage alt.

Zuerst beginnt sie als Putzbiene. Sie muß Zellen für die eierlegende Königin putzen. Auch muß sie mit dafür sorgen, daß der ganze Stock sauber gehalten wird. Nach ihrer Zeit als Putzbiene wird sie zur Ammen- und Baubiene. Sie füttert dann die junge Brut mit speziellem Futtersaft, der in besonderen Drüsen von ihr gebildet wird. Sie schwitzt außerdem Wachs aus und baut damit neue Waben. Kein Architekt könnte einen kunstvolleren Bau planen, als es die Bienen tun. Die sechseckigen Zellen ermöglichen die bestmögliche Raumausnutzung.

Nach etwa 3 Wochen Innendienst wird sie zur Polizeibiene und bewacht das Flugloch vor Räubern wie Wespen oder Bienen von anderen Stöcken. Daraufhin wird sie zur Flugbiene und schafft Wasser, Blütenstaub und Nektar herbei. Oder sie bringt Kittharz, mit dem jede noch so kleine Ritze verstopft und verkittet wird, damit die böse Zugluft das Leben des Volkes nicht gefährdet. Die Biene ist ein guter und ausdauernder Flieger. Die Flugleistung eines Bienenlebens beträgt etwa 8000 Kilometer. Das ist eine anstrengende und aufreibende Arbeit.

Ihre letzte Aufgabe besteht darin, als Wehrbiene den Stock zu verteidigen. Die Arbeiterbienen haben einen gezähnten Stachel, an dem eine Giftblase hängt. Dieser Stachelapparat dient der Verteidigung. Doch gestochen wird nur, wenn Gefahr droht. Nach etwa 6 - 8 Wochen ist die Energie der Biene erschöpft und sie stirbt. Eine junge unverbrauchte Arbeitsbiene füllt die entstandene Lücke aus, denn das Leben im Bienenstock geht weiter.

Wie ein neuer Bienenstaat entsteht

Ende Mai, Anfang Juni wird das Bienenvolk so groß, daß der Platz im Stock nicht mehr ausreicht. Außerdem haben die Arbeitsbienen junge Königinnen mit königlichem Futtersaft (Gelée royale) in speziellen Weiselzellen herangefüttert. Die alte Königin will aber keine Nebenbuhler dulden und will die heranwachsenden Königinnen töten. Doch die Arbeitsbienen sammeln sich zu Hunderten auf der Zelle, in der die junge Königin sich fertig entwickelt. Die Unruhe im Stock steigert sich zu einem wilden Durcheinander.

Die alte Königin wird von den Arbeiterinnen mit weniger Futtersaft versorgt und umhergejagt, damit sie weniger Eier legt und damit leichter und flugfähig wird. Die Bienen pumpen sich mit Honig voll und stürzen - etwa das halbe Volk - mit der alten Königin zum Flugloch hinaus. Der Schwarm läßt sich irgendwo nieder und wartet auf die vorausgeflogenen „Spähbienen", die einen neuen Standort auskundschaften sollen. In der Regel kommt dann der Imker und bringt sie in einen neuen Stock. Sofort wird wieder mit dem Bau neuer Waben begonnen und ein neues Volk aufgebaut.

Im ursprünglichen Stock sind noch etwa die Hälfte der Bienen zurückgeblieben. Nach etwa 8 Tagen schlüpfen dort die Jungköniginnen aus, die auch noch mit weiteren Bienen schwärmen können. Ist das Volk aber nicht schwarmfreudig, kommt es zum Kampf der Jungköniginnen. Die kräftigste und flinkste Königin gewinnt den Kampf. Sie tötet mit ihrem Giftstachel, den sie aber nie gegen Menschen anwendet, ihre Rivalinnen.

Da sie noch nicht begattet ist, verläßt sie bei schönem Wetter den Stock zum Hochzeitsflug. Es gibt bestimmte Plätze, wo sich die Drohnen treffen. In etwa 10 Metern Höhe paart sich die Königin mit den Drohnen, die dann nach der Paarung sterben. Die Königin fliegt wieder zu ihrem Heimatort zurück.

In einem gesunden Volk wird richtig gesammelt, und ab Juni werden die langlebigen Winterbienen herangezogen. Wenn genügend Vorrat in den Waben ist, kann der Winter kommen. Das Volk braucht im ganzen Jahr etwa

Ein Bienenvolk verbraucht zur Ernährung der Brut jährlich 15 kg Pollen

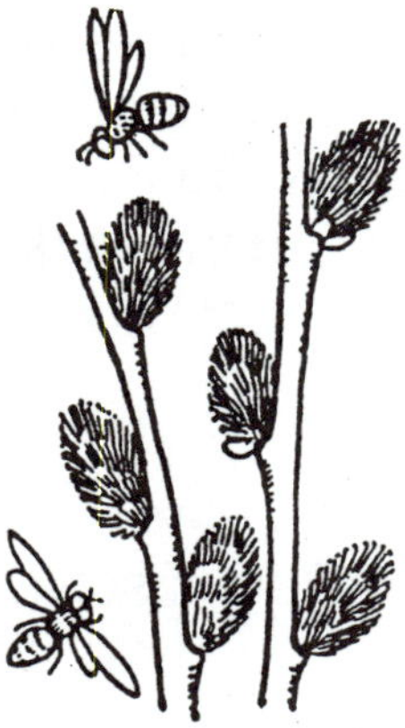

Die Biene sammelt im Frühling die Pollen der Salweide und trägt sie in Ballen (Höschen) heim. Der gesammelte Pollen ist unentbehrliches Bienenbrot. Er wird zur Aufzucht des Nachwuchses in den Zellen aufgespeichert.

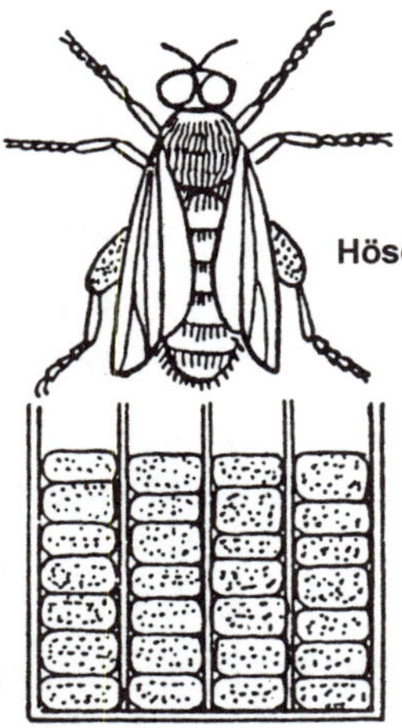

Höschen

Inhalt einer Zelle:
28 Höschen

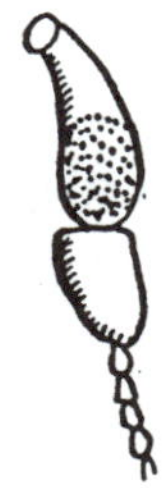

Ein Höschen wiegt
0,005 g

50 kg Honig, von Oktober bis Januar nur etwa 4 kg. Die Lebenstätigkeit ist während der kalten Jahreszeit sehr herabgesetzt.

Im Stock bilden die Bienen die sogenannte Winterkugel: während die Bienen im innersten Kern eine Art Winterschlaf halten, erzeugen die Artgenossen am äußersten Rand der lebendigen Kugel durch Flügelbewegungen Wärme, und wie im Schichtwechsel lösen Ruhende und Heizende einander ab. Es ist ein ständiges Wandern unter den Bienen in der Winterkugel. Die Schalenbienen (äußeren Bienen) nehmen vom Wintervorrat Futter auf und gehen in das Innere. Dieser Vorgang wiederholt sich etwa alle 7 Stunden.

Selbst wenn draußen strenger Frost herrscht, bleibt die Temperatur im Bienenstock bei etwa 15 - 18 Grad bestehen. Im Volk leben Ende des Winters die Königin und etwa 10 000 Arbeiterinnen.

Andere Insekten überwintern einzeln, die Bienen dagegen als Volk. Deshalb sind sie schon an milden Februartagen wieder aktiv. Nach ihren Reinigungsflügen, bei denen sie sich von den Rückständen des Winterfutters durch Entleeren der Kotblase befreien, sammeln sie ihr neues Futter. Die ersten Frühlingsblüher, die Weidenkätzchen, spenden ihnen den so wichtigen eiweißreichen Blütenstaub. Sobald dann die Frühlings-Blüten ihre Kelche öffnen, sind die Bienen wieder voll im Einsatz. Die Bienen brauchen nicht nur Futter für sich selbst, sondern ab Februar/März auch für die Aufzucht der neuen Bienen.

Körperbau einer Honigbiene (Arbeiterin)

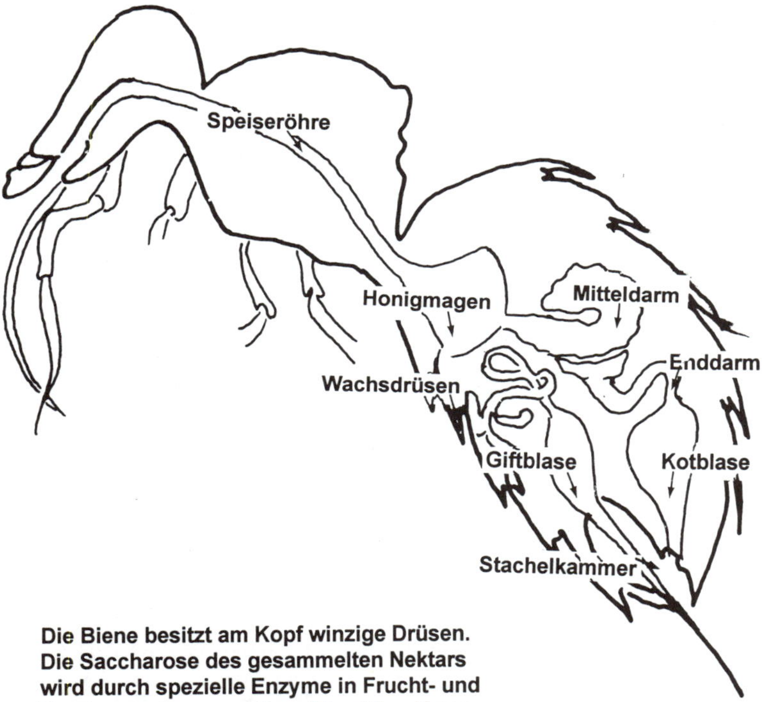

Die Biene besitzt am Kopf winzige Drüsen. Die Saccharose des gesammelten Nektars wird durch spezielle Enzyme in Frucht- und Traubenzucker gespalten. Die aktive Umarbeitung erfolgt durch rhythmisches Ausspeien eines Tropfens aus der Honigblase auf den Rüssel, Bewegung an der Luft und wieder Einsaugen. Nach komplizierten chemischen Prozessen entstehen auch Inhibine (bakterienhemmende Stoffe).

Das Geheimnis Biene

Wenn die Bienen das Flugloch verlassen, streichen sie zunächst planlos umher. Auf einmal erregt etwas ihre Aufmerksamkeit. Vielleicht haben sie mit ihrem ausgebildeten Geruchssinn den Duft von bestimmten Blüten wahrgenommen. Sie fliegen dann von Blüte zu Blüte und lecken mit ihrer langen behaarten Zunge den zuckerhaltigen Saft (Nektar) am Grunde der Blütenblätter auf und saugen ihn ein. Durch die Speiseröhre gelangt der Nektar dann in die Honigblase. Die Honigblase faßt etwa 20 Milligramm und ist kaum größer als ein Stecknadelkopf. Wenn die aufgenommene Flüssigkeit (Nektar) in die Honigblase (Honigmagen) gelangt, wird sie mit Säften aus dem Körper der Biene in Honig umgewandelt.

Die Biene verbraucht während des Sammelns nur den geringsten Teil des Honigblaseninhalts für sich selbst, alles andere liefert sie im Bienenstock ab. Schon während des Rückflugs zum Stock beginnt in der Honigblase die Umwandlung der zuckerhaltigen Substanzen, die die Biene aufgenommen hat.

Wenn die Biene mit der süßen Last heimkehrt, landet sie auf dem Wabenrand und würgt ihr Mitgebrachtes wieder hervor, das heißt, sie ergießt den Inhalt ihres Honigmagens in eine leere Zelle. Der Honig wird immer wieder von den Stockbienen umgelagert, wobei jeweils körpereigene Stoffe der Bienen hinzugegeben werden. Das überflüssige Wasser verdunstet beim Umfüllen, der Honig wird immer mehr eingedickt. Wenn dann die gefüllte

Zelle mit einem Wachsdeckelchen fein säuberlich abgeschlossen ist, hat der Honig Zeit, nachzureifen. An der Unterseite der letzten Hinterleibsringe der Biene sind die wichtigen Wachsdrüsen ausgebildet, die das Wachs liefern. Es wird in dünnen Blättchen ausgeschieden.

Doch die Blüten spenden nicht nur Nektar. Sie spenden auch noch das gelbe „Bienenbrot“ (Blütenstaub oder Pollen). Wenn die Biene in die Blüte krabbelt, bleibt der Blütenstaub in ihrem dichten Haarkleid hängen. Durch geschickte Putzbewegungen werden diese Pollenkörner zu den Hinterbeinen befördert und eingesammelt und mit dem Speichel der Biene zu Klümpchen verklebt. Diese werden dann in das „Körbchen“ gepackt, wie man die Vertiefung an den Außenseiten der hinteren Schienbeine nennt. Wenn sich das Körbchen bis über den Rand der umsäumenden Haare mit der Pollenmasse füllt, entsteht an ihnen ein kleiner Ballen, ein sogenanntes Höschen, das die Biene zum Stock trägt.

Es gibt nicht nur gelben Blütenstaub, sondern auch andere Farben. Jede Pflanze hat eine bestimmte Pollenfarbe und die Pollenkörner haben auch eine ganz bestimmte Form. Die mit Pollen beladene Biene streift im Stock den Blütenstaub ab, so daß er in die Zelle einer Wabe fällt. Andere Arbeiterinnen stampfen den Pollen, damit viel Blütenstaub Platz hat und dieser nicht herausfällt.

Man kann Bienen aber nicht nur auf Blüten, sondern auch an Bäumen, insbesondere Tannen und Fichten beobachten. Sie holen hier den sogenannten „Honigtau“. Nicht etwa die Bäume produzieren dieses süße Sekret, sondern vor allem die Blatt- und Rindenläuse. Sie stechen mit ihrem Rüssel in das Pflanzengewebe und saugen daraus den Pflanzensaft, der reich an Kohlenhydraten, aber arm an Eiweiß und Fett ist. Die Läuse benötigen für ihren eigenen Stoffwechsel aber hauptsächlich Eiweiß. Sie scheiden daher den Zucker als süßen „Honigtau“ aus. Indirekt handelt es sich auch hier um Pflanzensäfte.

An den Bäumen können die Bienen aber auch noch Harz holen. Dieses Kittharz, das sie zum Abdichten ihrer Bauten benötigen, transportieren sie wie Pollen an den Hinterbeinen zum Stock.

Bei besonders warmer Witterung, aber auch im Frühjahr, sieht man Bienen an den Wasserstellen oder auch im feuchten Gras Wasser aufnehmen. Im Frühjahr brauchen sie das Wasser zum Auflösen des Futters; im Sommer zum Kühlen des Stockes.

Eine Biene macht im Tag etwa 40 Ausflüge und besucht dabei 4000 Blüten. Ihr Arbeitsbereich erstreckt sich auf einen Umkreis von 2 - 3 km. Entdeckt sie aber noch ferner eine lohnende Tracht, dann fliegt sie mitunter auch 5 - 6 km und sogar noch weiter. Nahezu 18 000 Einzelflüge (Gesamtstrecke 3facher Erdumfang) sind notwendig, um auch nur 1 kg Honig einzutragen. Um 1 kg Honig zu gewinnen, müssen etwa 3 kg Nektar oder Honigtau gesammelt werden. 3 Millionen Blüten von Klee, 800 000 Blüten der Akazie ergeben erst ein Pfund Honig.

Einfachzucker (Monosaccharide)

Traubenzucker (Glukose)
Fruchtzucker (Fruktose)

$C_6H_{12}O_6$

C = Kohlenstoff
H = Wasserstoff
O = Sauerstoff

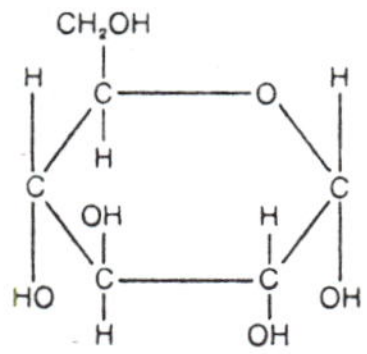

Traubenzucker

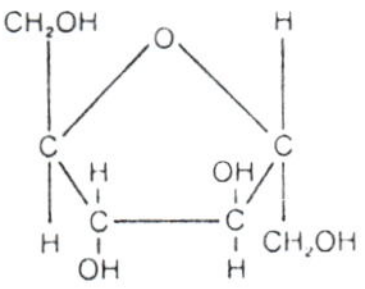

Fruchtzucker

Zweifachzucker (Disaccharide)

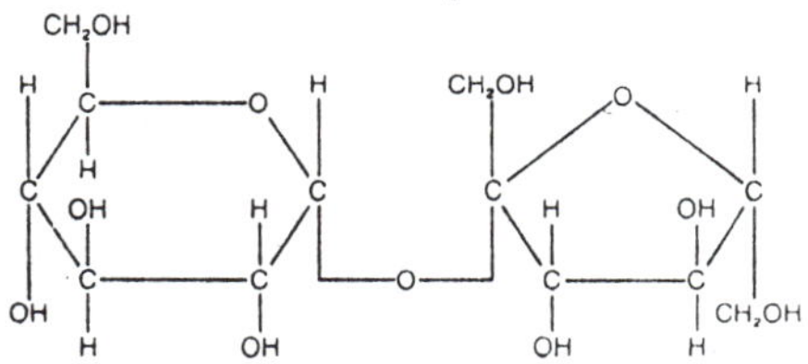

Haushaltszucker

Mehrfachzucker (Polysaccharide)

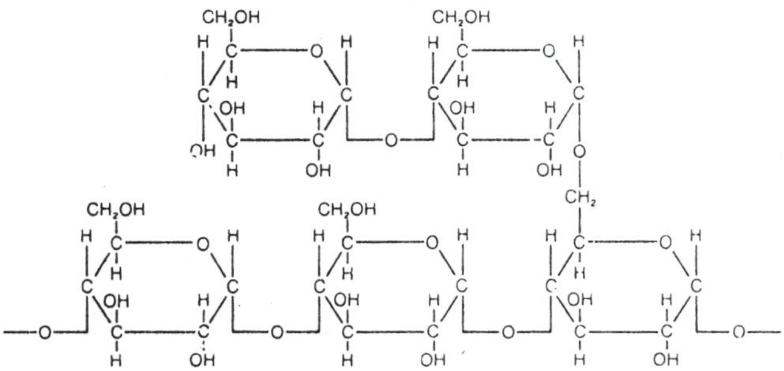

Stärke

Honig, das Gold der Bienen

Anscheinend wissen die Bienen über Ernährungsfragen sehr gut Bescheid, denn sie wählen sorgfältig aus, woraus ihr Honig gebildet wird. Der Honig wird nicht direkt von den Bienen gesammelt, sondern von ihnen erzeugt. Der Nektar, den sie aufnehmen, wird mit spezifischen, aus ihrer Speicheldrüse stammenden Stoffen, Fermenten oder Enzymen vermischt und zubereitet. Vor allem die Saccharose des Nektars wird durch spezielle Enzyme in Frucht- und Traubenzucker gespalten.

Lebensmittelchemisch besteht Honig aus einem natürlichen Gemisch von bis zu 30 Zuckerarten und mindestens 180 nachgewiesenen Begleitstoffen. Man unterscheidet zwischen Einfachzucker (Monosacchariden = Traubenzucker, Fruchtzucker) und Zweifachzucker (Disacchariden = Rübenzucker, Malzzucker, Milchzukker) und Mehrfachzucker (Polysacchariden = Stärke, Glykogen, Zellulose).

Monosaccharide, also Trauben- und Fruchtzucker, müssen im Darm nicht aufbereitet werden und können direkt vom Körper aufgenommen werden. Davon enthält der Honig 50 - 80%. Von den Disacchariden nur 7% und den Polysacchariden nur 2%. Di- und Polysaccharide, zu denen auch der üblicherweise verwendete Zucker gehört, bedürfen vor der Resorption einer chemischen Umsetzung. Bei dieser Umsetzung entstehen Abfallprodukte, die zu Gärungsprozessen im Darm führen und dem Körper schaden können.

Inhaltsstoffe des Honigs

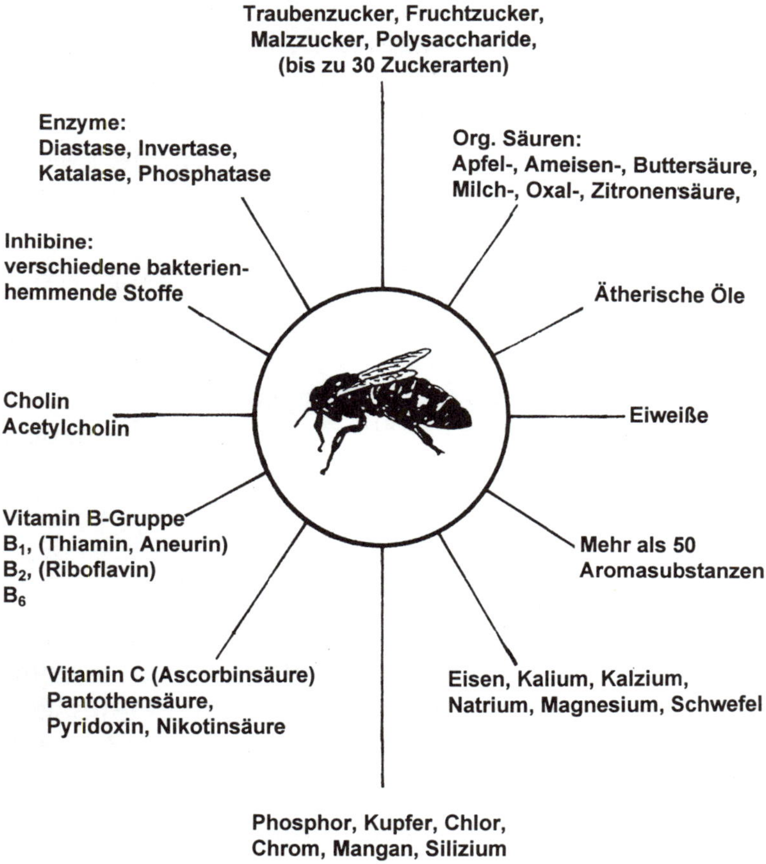

Honig enthält alles, was unser Körper braucht und bringt jeder Zelle wichtige Mineralien. Er liefert auch jenen Zucker, den sie verbrennen kann und der den Körper mit Energie versorgt, die er für seine tägliche Arbeit benötigt. Honig braucht von unserem Magen nicht mehr verdaut zu werden, denn dies haben bereits die Bienen besorgt. Vierzig Minuten nach dem Einnehmen ist Honig schon in unserer Blutbahn.

Die natürlichen antibiotischen Wirkstoffe im Honig werden unter dem Sammelbegriff „Inhibine" zusammengefaßt. (Inhibere, lat. bedeutet hemmen - bakterienhemmend.) Inhibine wirken ganz ähnlich wie Antibiotika. Sie sind aber äußerst hitzeempfindlich. Deshalb sollte nie Honig in gekochter Milch aufgelöst werden, wenn man ihn als Heilmittel gegen eine Erkältung einsetzen will; in handwarmer Milch behält er seine bakterienhemmenden Eigenschaften.

Honig ist nicht nur eine natürliche Süße, sondern zugleich eine wirkliche Medizin, die viel zur Erhaltung unserer Gesundheit beiträgt. Der menschliche Körper leistet seine Arbeit mit einem Minimum an erforderlichen Stoffen. Dieses Minimum ist größtenteils im Honig enthalten.

Honig zieht auch Flüssigkeiten an, das heißt, er besitzt das, was man als Fähigkeit zur Hydratation bezeichnet. Dies rührt vom Kalium her, das der Honig enthält sowie vom Fruchtzucker (Lävulose). Durch die feuchtigkeitsanziehende Kraft des Honigs wird die Bewegung der Körpersäfte günstig beeinflußt. Auch der Nährwert der

Speisen wird besser ausgenutzt, weil der Honig alles aus ihnen herauszieht, was der Körper braucht.

Dr. Jarvis, der sich jahrelang mit der Vermonter Volksmedizin beschäftig hat, schreibt in seinem Buch: „Nie mehr Rheuma“ über den Honig folgendes: „Honig ist eine vorzügliche Ergänzung der Ernährung, weil er Vitamine, Mineralien und Enzyme enthält. Ein Arthritiker, der ganz sicher sein will, daß seine Ernährung den Bedürfnissen seines Körpers entspricht, sollte zu jeder Mahlzeit zwei Teelöffel Honig nehmen, entweder unverdünnt oder in einem Glas Essigwasser. Honig enthält alles, was vom Standpunkt der Ernährung wichtig ist. Er enthält Vitamin B_1, oder Thiamin (Aneurin), Vitamin B_2 = Riboflavin (Lactoflavin), Vitamin C = Ascorbinsäure, ferner Pantothensäure, Pyridoxin und Nikotinsäure. Noch wichtiger als die Vitamine sind die im Honig enthaltenen Mineralien, nämlich Kalium, Natrium, Kalzium, Magnesium, Eisen, Kupfer, Chlor, Mangan, Schwefel und Kieselerde. Da alle diese in winzigen Mengen vorhandenen Mineralien, die für die Gesundheit höchst wichtig sind, bei gewissen körperlichen Prozessen verbraucht werden, müssen sie fortwährend ersetzt werden. Honig ist das beste Mittel, sie dem Körper zuzuführen.“

Wir dürfen auch nicht vergessen, daß Honig Enzyme enthält, die in den Verdauungssäften vorhanden sein müssen. Der Honig selbst braucht - wie wir bereits wissen - nicht mehr verdaut zu werden, bevor er vom Körper verwertet wird. Auch können ihm Mikroorganismen nichts anhaben, denn wenn sie mit ihm in Berührung kommen, werden sie alsbald zerstört.

Kurz und gut, vom medizinischen Standpunkt aus ist Honig geradezu eine vollkommene Nahrung. Er enthält keinerlei schädliche Chemikalien, und nur ein Hundertstel davon wird zu Abfall. Er ist tatsächlich die ideale Zusatznahrung, die alle Lücken ausfüllt.

Durch Gas-Chromatografie konnten mehr als 50 verschiedene Aromasubstanzen im Honig nachgewiesen werden. (Natürliche Aromastoffe in Lebensmitteln sind heute eine Seltenheit.) Je nach Herkunft finden sich die Stoffe in verschiedener Menge und Zusammensetzung in den verschiedenen Sorten des Honigs. Darauf werden wir später noch eingehen.

Im folgenden wollen wir uns jetzt eingehend mit den besonderen Wirkstoffen des Honigs und seinen vielen Anwendungsmöglichkeiten sowohl in gesundheitlicher als auch in medizinischer Hinsicht beschäftigen.

Honig als Kräftigungs- und Stärkungsmittel

Es gibt kein besseres und natürlicheres Stärkungs- und Kräftigungsmittel für unseren Körper, als den Honig. Für Kinder, alte Leute, Schwache, Kranke werdende und stillende Mütter ist und bleibt der Honig der beste Kraftspender. Dies rührt davon her, daß Honig zwischen 50 und 80% Invertzucker aufweist. Dies ist eine Verbindung von Traubenzucker und Fruchtzucker, die nicht durch Magensäure, Fermente und Bakterien abgebaut werden muß, sondern unmittelbar in die Darmwand und das Blut übertritt, was dem Körper viel Verdauungskraft spart. Außerdem werden die Zuckerstoffe (Monosaccharide) im Honig von zahlreichen anderen Stoffen begleitet, die dafür sorgen, daß die Energiequellen voll genutzt werden. So ist Honig ein sehr rascher und vorzüglicher Energiespender.

Auch der hohe Fermentgehalt des Honigs, vor allem Diastase, Invertase, Katalase und Phosphatase, die größtenteils aus den Drüsen der Bienen stammen, können die körpereigene Enzymproduktion ergänzen. Die Invertase z.B. trägt zur Umsetzung von Polysacchariden in Monosaccharide bei.

Enzyme greifen in alle Lebensprozesse und Reaktionen ein, die sich in den einzelnen Zellen und im gesamten Organismus abspielen. Sie sind sozusagen die „Zündfunken des Lebens" und Biokatalysatoren, die Richtung und Geschwindigkeit der biologischen Reaktionen beeinflussen und an zahlreichen biochemischen Lebensfunktionen mitwirken. Enzyme sind hochmolekulare Eiweißkörper mit katalysatorischer Wirkung, sie reagieren meist aber nur in Gegenwart von Spuren eines Metalls, wie z.B. des Chroms oder des Mangans. Enzyme vertragen aber keine hohen Temperaturen.

Honig hat einen verhältnismäßig hohen Chromgehalt. Chrom wirkt als „Glukose-Toleranzfaktor" und ist wichtig für die Verwertung des Traubenzuckers im Körper, denn er sorgt dafür, daß das Insulin seine volle Wirkung an der Zelle entfalten kann. Chrom scheint auch eine senkende Wirkung auf den Blutzuckerspiegel zu haben. Bei isolierten Kohlenhydraten (weißer Zucker, Weißmehl usw.) ist der Chromgehalt fast völlig verloren gegangen.

Auch Mangan reguliert als Bestandteil von Wirkstoffen den Ablauf vieler Stoffwechselvorgänge. Wesentlich für die Honigverdauung ist, daß Mangan die Ausnutzung von Vitamin B_1 verbessert.

Neue wissenschaftliche Untersuchungen haben ergeben, daß Glukose nur in Gegenwart von Phosphorverbindungen vom Blut aufgenommen werden kann. Honig enthält tatsächlich auch Phosphate, der gewöhnliche Zucker hingegen nicht. Honig ist also eine ganz ausgezeichnete Energiequelle und beseitigt Mangelzustände, normalisiert Appetit und Verdauung und harmonisiert das Nervensystem.

Honig für das Herz

Professor Koch vom Herzforschungsinstitut in Bad Nauheim schrieb einmal: „Wenn ich ein Rezept für Herzstärkung zusammenstellen müßte, dann würde ich dem Apotheker 75% Trauben- und Fruchtzucker, Phosphor, Kalzium, Eisen und Fermente verschreiben. Dies aber ist die natürliche Zusammensetzung des reinen Bienenhonigs."

Traubenzucker ist eine unmittelbare Kraftquelle für jeden Muskel, auch für den Herzmuskel. Der Herzmuskel besitzt Glykogendepots, aus denen er laufend seinen Zukkerbedarf schöpft. Bei Überanstrengung und Körperschwäche kann es vorkommen, daß diese Depots erschöpft sind. Hier hilft dann am besten Honig. Man erkannte, daß Honig in ganz niedriger Konzentration eine ganz andere Wirkung, und zwar eine weit bessere als Traubenzucker erbrachte.

Der bekannte Waerland-Arzt Dr. med Fritz Becker empfahl folgendes: „Alten Menschen kann ich, auch ohne daß sie Herzbeschwerden haben, nur dringend anraten, vorbeugend zweimal täglich einen Teelöffel Honig zu nehmen, er ist eine Herzmuskelnahrung. Die Menschen werden ja leider nicht klug, anstelle Honig prophylaktisch zu nehmen, warten sie ab, bis sie eine Herzerkrankung haben, um sich dann für teures Geld vom Arzt Honiginjektionen in die Adern machen zu lassen."

Prof. Koch wies im Honig auch das Acetylcholin nach, ein lebenswichtiger Überträgerstoff im Nervensystem, auch Neurotransmitter genannt. Der Mensch benötigt nur ganz geringe Mengen davon, es spielt aber für die Leistungsfähigkeit des Herzens eine wichtige Rolle.

Acetylcholin ist an Fruktose und Glukose gekoppelt. Acetylcholin ist unentbehrlich für die Reizleitungen und bewirkt an den Herzmuskelzellen, daß sie Kalium nicht vorzeitig verlieren, vermindert die Herzschlagzahl und verringert den Blutdruck. Nach Prof. Peter (Freiburg) wirkt Honig wegen seines Acetylcholingehaltes gut auf Herz, Kreislauf und Stoffwechsel.

Honig fürs Blut

Wegen seines Gehaltes an Eisen, Mangan, Kupfer, Chlor und seines Vitaminreichtums ist Honig von unschätzbarem Wert für die Blutbildung. Nach Prof. Bunge enthält 1 kg Bienenhonig 11 mg Eisen. Dieser Gehalt charakterisiert Honig auch als natürliches Mittel für Blutarmut und Bleichsucht. Waldhonig ist hier dem Blütenhonig vorzuziehen. Dr. Becker empfiehlt: „Statt Eisenpräparate, die leicht den Magen belasten, lieber Honig zu geben."

Zum Aufbau des roten Blutfarbstoffes wird nicht nur Eisen, sondern auch Kupfer benötigt. Es ist ebenfalls im Honig enthalten. Kupfer greift unterstützend in die Hämoglobinbildung ein und spielt auch bei der Infektabwehr eine wichtige Rolle. Das ebenfalls im Honig sich befindende Vitamin C leistet einen wertvollen Beitrag zur Verbesserung der Eisenausnützung.

Jede zweite Frau zwischen 15 und 50 Jahren ist, wie Wissenschaftler der WHO (Weltgesundheitsorganisation) warnen, wegen Eisenmangel anfällig für Krebs und Infektionen. Eisen stärkt die Abwehrkräfte, so daß der Körper mehr „Killerzellen" bildet , die Krankheitserreger und Krebszellen liquidieren.

Eine Schweizer Ärztin berichtete vor Jahren über ihre erfolgreichen Kuren in einem Schweizer Kinderheim mit Honigverordnungen. In die Augen springend war der schnelle Anstieg des Hämoglobingehaltes der Kinder, im Gegensatz zu den Kindern, die keinen Honig bekamen. Ihm folgte erst weit später die Gewichtszunahme und die Besserung der Widerstandskraft Infektionen gegenüber.

Honig als Verdauungsregulator

Das im Honig befindliche Acetylcholin wirkt sich nicht nur - wie bereits erwähnt - auf den Herzmuskel aus, sondern regt auch die Tätigkeit der Darmmuskeln an. Durch seinen Gehalt an Säuren, Duft- und Aromastoffen, Bitterstoffen, Fermenten und Vitaminen erzeugt Honig auch einen Reiz auf die Schleimhäute, wodurch eine erhöhte Blutzufuhr und eine stärkere Sekretion der Verdauungsdrüsen hervorgerufen wird. Dadurch werden die mitgenossenen Nahrungsmittel weit besser verdaut.

Man sollte meinen, wenn Honig soviel Zucker enthält, müßte er dick machen. Das ist aber nicht der Fall, da die im Honig vorkommenden Zuckerarten an bestimmte Stoffe gekoppelt sind, die verhindern, daß die Saccharide in Fett umgesetzt werden.

Durch seine Zuckerkonzentration und seinen Säuregehalt regt Honig die Darmbewegung an. Seine saure Reaktion trägt auch zur Beschaffung der Säure bei, die der Magen braucht, um seine Arbeit bei der Verdauung der

Speisen zu leisten. Honig scheint bei normaler und bei zu wenig Magensäure angezeigt, während bei Übersäuerung es auch zum verstärkten Sodbrennen kommen kann. In russischen Kliniken hat man die Erfahrung gemacht, daß kleine Honigmengen oft magensäurebildend wirken; daß das Sodbrennen sich aber sofort legt, wenn man noch etwas mehr Honig genießt.

Auch Kalium ist für eine ausreichende Darmperistaltik verantwortlich. Bei Darmträgheit sind es vor allem die mild abführenden Anthracenglykoside im Honig, die dieses verbreitete Übel bald ohne Nebenwirkungen oder Gewöhnung beseitigen. Die allgemein bekannte abführende Wirkung des Fruchtzuckers macht den Honig bei Kindern, alten Menschen und in der Schwangerschaft besonders in dieser Hinsicht wertvoll. Dr. Becker verordnete gern 2 Eßlöffel Honig in 200 ccm Wasser gelöst, abends aufgestellt und früh den Saft einer Zitrone dazugegeben und nüchtern schluckweise genommen.

Honig ist ein mildes Abführmittel. Diese Wirkung rührt von der Lävulose her, einem Zucker, der langsam absorbiert wird und auch in den Dickdarm gelangt. Ein Teelöffel Honig abends vor dem Schlafengehen kann bereits nicht anatomisch bedingte Stuhlprobleme beseitigen. Da es große Unterschiede im Säuregehalt der Honige gibt, empfiehlt es sich, mehrere Sorten auszuprobieren. Die Wirksamkeit von Honig als Abführmittel wird erhöht, wenn man ihn auf Apfelscheiben streicht.

Honig als Schlafhilfe

Honig wirkt beruhigend und sorgt für einen gesunden, tiefen Schlaf, indem er den menschlichen Motor auf niedrige Touren umschaltet. Man nehme abends einige Löffel voll Honig mit etwas Flüssigkeit (Melissentee). Der Honig betäubt nicht, sondern er beruhigt die Nerven.

Daneben liefert er uns Mineralstoffe wie Kalium, Kalzium Natrium, Magnesium, Eisen, Kupfer, Mangan, Chrom, Chlor und Phosphorsäure. Gerade dies benötigt der Körper bei Erkrankungen und Schwächungen des Nervensystems, zur Beruhigung und zu einem wohltätigen Schlaf.

Honig zur Stärkung der Leber und der Nieren

Unsere Leber ist heute durch viele Schadstoffe, falsche Ernährung und Genußmittel sehr überfordert. Honig führt durch vermehrte Glykogenbildung in der Leber nicht nur zu neuen Energien, sondern fördert auch die Entgiftungsarbeit und regt den Gallenfluß an. Ohne verarbeitet werden zu müssen, strömt der Zucker durch die Pfortader in die Leber, wo er als Glykogen festgehalten wird.

Bei Lebererkrankungen entsteht Glykogenarmut. Das Cholin, das im Honig vorkommt, begünstigt die Zuckerausnutzung und den Einbau von Fruchtzucker in das

Leberglykogen. Nach Benutzung von Honig werden 68% mehr Leberglykogene gebildet als beim Verzehr gleicher Menge von Traubenzucker. Da Cholin nicht nur den Kohlenhydrat-, sondern auch den Fettstoffwechsel der Leber reguliert, wird gleichzeitig eine Verfettung der Leber verhindert. Cholin muß mit der Nahrung aufgenommen werden, der Körper kann diesen Stoff nicht selber herstellen. 2 - 3 Gramm Cholin werden täglich benötigt.

Nach Dr. Becker entfaltet der Honig auch bei chronischen Erkrankungen der Niere und der Harnwege infolge seiner Eiweißarmut (0,8 - 1,4% der Gesamtsubstanz), eine heilsame Wirkung. Wie er sagte, gibt es kein besseres Mittel, Nierenkranke von dem im Körper angesammelten Kochsalz bei möglicher Schonung des Organs zu befreien, als durch den Honig. Die ätherischen Öle des Honigs wirken nachweislich auch erweiternd auf die Nierengefäße und begünstigen den Wasserabgang.

Honig als keimtötendes Mittel

Die geringen Spuren von Milchsäure, Oxalsäure, Buttersäure und Ameisensäure im Honig sind nicht ohne Bedeutung, da sie keimtötend wirken. Die antibakteriell wirkenden Spurenstoffe im Honig werden Inhibine genannt. Durch die Wirkungsweise dieser Stoffe kann Honig auch bei leichteren Entzündungen der Haut und der Schleimhäute Verwendung finden. Er wirkt in diesem Falle auch leicht hyperämisierend und dadurch weiße Blutkörperchen anlockend. Selbst bei Bindehautentzündungen haben verdünnte Homiglösungen (Honigwasserkompressen) schon Hilfe gebracht.

Einzigartig ist nach Dr. Becker die Heilkraft des Honigs bei Wundbehandlungen, und zwar bei zerfetzten, verschmutzten Wunden und elektrischen Verbrennungen, die dafür bekannt sind, daß sie schlecht heilen.

Honig hilft dem Körper, schädliche Keime zu zerstören. Klinische Untersuchungen des Freiburger Professors Dold haben ergeben, daß Honig in einer Verdünnung von 1:64 selbst gegen Erreger von Typhus, Paratyphus, Ruhr, Cholera und Diphterie noch wirksam ist.

Honig bei Erkrankungen der Atmungsorgane

Seit jeher werden ätherische Öle, z.B. Menthol und Eukalyptus bei Katarrhen der Luftwege zur Schleimverflüssigung und Entkrampfung der Bronchien eingesetzt. In diesem Sinne wirken auch die ätherischen Öle des Honigs, was neben dem Gehalt an Inhibinen die gute Wirkung des Honigs bei Erkrankungen der Luftwege erklärt.

Die entzündete Schleimhaut wird eingehüllt und nach außen abgeschlossen, wie dies auch bei einer entzündeten Magenschleimhaut durch den Leinsamen geschieht. Die entzündete Schleimhaut wird gegen Reize der verschiedensten Art nach außen geschützt, der Hustenreiz fällt weg. Eine besonders erprobte und wirkungsvolle

Kombination gegen Reizhusten ist nach Dr. Becker: Leinsamen, Süßholz, Fenchel gekocht und später nach dem Abkühlen mit Honig versetzt.

Man kann auch in einem Viertelliterglas 3 Eßlöffel Honig und 30 - 40 Tropfen Zitronensaft mit warmem Wasser zu einer Limonade vereinigen. Dieses Getränk 3mal am Tag möglichst warm getrunken, beseitigt heftigen Husten in kurzer Zeit.

Bei Keuchhusten hat sich pulverisierter Thymian, den man mit Honig vermischt und langsam im Munde zergehen läßt, sehr bewährt. Es nimmt den Reiz.

Zur Beachtung: Diabetiker dürfen Honig nur mit Zustimmung des Therapeuten im Rahmen der täglich erlaubten Broteinheiten verwenden. Auch Gesunde sollen Honig nur mäßig verzehren, sonst beeinträchtigt auch der Zucker des Honigs die Gesundheit.

Verschiedene Honigarten

Schauen wir uns die verschiedenen Honigarten bezüglich der Zusammensetzungen an, stellen wir gewisse Unterschiede besonders im Zucker- und Mineralstoffgehalt fest. In der Regel ist dunkler Honig mineralstoffreicher als heller Honig. Doch es sind viele Faktoren, die sich auf die Beschaffenheit des Honigs auswirken können. Z.B. Witterungsverhältnisse, Bodenart und Bodenbeschaffenheit, Gesundheitszustand des Bienenvolkes, seine Unterbringung und Pflegeweise u.v.m.

Bei der Ernte ist Honig klar und dickflüssig. Über kurz oder lang kristallisiert jedoch der Traubenzucker (Glukose) und die Honige werden fest. Es kommt dabei darauf an, wie hoch Glukose im Verhältnis zur Fruktose (Fruchtzucker) ist. Honige mit hohem Glukosegehalt kandieren schnell (z.B. Rapshonig), mit hohem Fruchtzuckergehalt sehr langsam (z.B. Akazienhonig). Kandierter Honig wird wieder flüssig, wenn man ihn schonend im Wasserbad nicht über 40 Grad Celcius erwärmt.

Es gibt grundsätzlich zwei Arten von Honig: Blütenhonig und Honigtauhonig.

Blütenhonig entsteht aus dem Nektar, der von Pflanzenblüten ausgeschieden wird und der von den Bienen gesammelt und von ihnen mit Säuren und Enzymen versetzt wird. Ihre Drüsensekrete tragen zur chemischen Umwandlung des Zuckers bei. Durch ihren Flügelschlag entziehen die Bienen dem Honig Wasser. Das Farbspektrum der Blütenhonige reicht von fast weiß bei Kleehonig, über alle Gelb- und Goldtöne bis zu Braun bei Edelkastanienhonig.

Honigtauhonig sammeln die Bienen aus dem Sekret von Pflanzen oder Insekten, die ihrereseits wieder die Pflanze angezapft haben. Z.B. lebt auf Nadelhölzern eine Laus, die einen klebrigen Saft ausscheidet, welcher von der Biene zu Honig verarbeitet wird. Bis auf diesen Unterschied beim Einsammeln, ist die Entstehung sonst gleich wie beim Blütenhonig. Tannen-, Fichten- und Blatthonige sind Honigtauhonige. Oft werden sie auch als Waldhonig bezeichnet. Sie sind dunkler als Blütenhonige und haben einen leicht malzigen Geschmack.

Verschiedene Honigsorten

Wenn Honig mit einer Sortenbezeichnung angeboten wird - z.B. Rapshonig -, dann muß der betreffende Honig überwiegend der genannten Blüte oder Pflanze entstammen und entsprechende Merkmale aufweisen. Je nach Pflanzenangebot und Witterung gibt es eine Vielzahl von Honigsorten. Einige davon seien hier genannt:

Obstblütenhonig ist hellgelb und hat einen neutralen Geschmack. Meist handelt es sich beim Obstblütenhonig um einen Honig aus mehreren Obstarten, also um einen Mischhonig. Es gibt davon aber auch einzelne Sorten, wie **Apfel-, Birnen-, Pflaumen-, Pfirsich-, Kirschblütenhonig** u.a.m. Blütenhonige brauchen etwa 4 Wochen zum Kandieren. **Löwenzahnhonig** ist sehr beliebt. Er kandiert schon wenige Tage nach der Schleuderung. **Rapshonig** kandiert ebenso schnell wie Löwenzahnhonig. Er enthält wenig Säuren und ist deshalb besonders magenfreundlich. **Kleehonig** ist sehr hell, fast milchweiß. **Lindenhonig** ist sehr aromatisch. **Edelkastanienhonig** und **Akazienhonig** bleiben sehr lange flüssig, fast ein Jahr. **Heidehonig** unterscheidet sich von anderen Honigen nicht nur durch seinen charakteristischen Geschmack, sondern auch dadurch, daß er ganz anders geschleudert wird. Er kristallisiert nicht aus, aber er ist auch nicht flüssig. Mit seiner gallertartigen Konsistenz nimmt er eine Zwischenstellung unter den Honigen ein. Tannenhonig und Waldhonig sind spezifische Honigtauhonige, dunkler als Blütenhonige und zum Teil mineralstoffreicher.

Vitamin- und Mineralstoffverluste

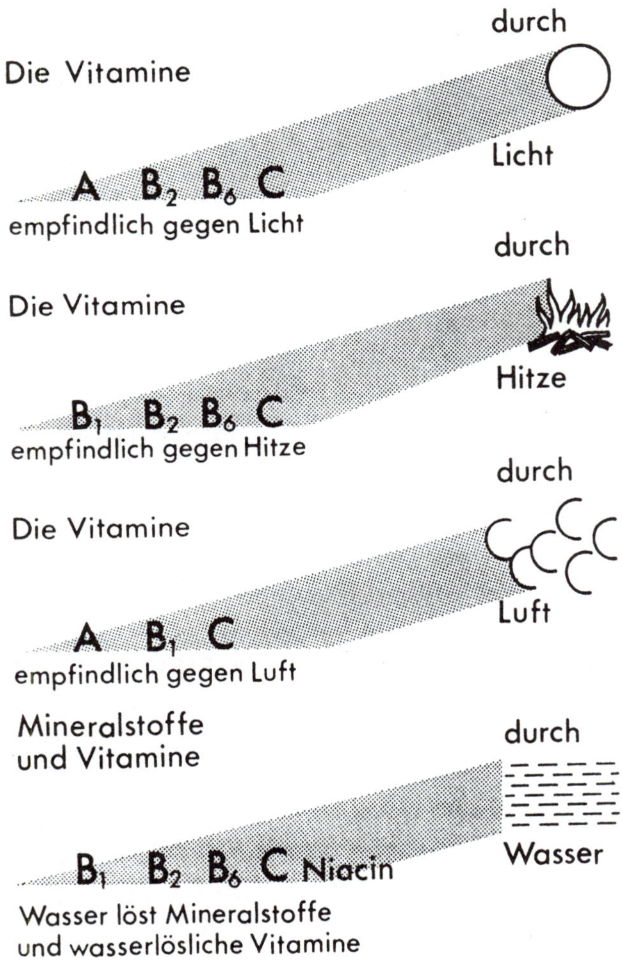

nach Bässler/Lang

Qualitätsansprüche an den Honig

Honigkauf ist und bleibt eine Vertrauenssache. Es geht nicht um einen billigen, sondern um einen unverfälschten Honig. Für die Qualität des Honigs ist es äußerst wichtig, daß ihm keine Substanzen zugesetzt sind. Es dürfen ihm auch keine honigeigenen Substanzen entzogen oder zerstört worden sein.

Honig ist ein hochwertiger Vitamin- und Enzymträger. Enzyme aber werden durch höhere Temperaturen rasch zerstört. Deshalb sollte der Honig bei der Gewinnung nicht zu stark erwärmt werden, da sonst die Vitamine, Enzyme, Spuren- und Aromastoffe zerstört werden. Bis auf etwa 40 Grad Celcius kann der Honig zum Abfüllen erwärmt werden, die Temperatur im Bienenstock beträgt wie in unserem Körper 37 Grad.

Honig wird nicht nur nach den Sorten unterschieden, sondern auch nach der Art seiner Gewinnung. Hier sind zu nennen: **Schleuderhonig,** der mit einer speziellen Honigschleuder gewonnen und nicht erwärmt wird. **Scheiben- oder Wabenhonig** befindet sich noch in der von den Bienen gebauten Wabe. Die Waben kommen portionsweise geschnitten in den Handel. Dieser Honig hat den größten Grad der Naturbelassenheit. **Tropfhonig,** hier werden die leeren Waben entdeckelt und ausgetropft. **Preßhonig,** hier werden die Wabenstücke ausgepreßt. Der Honig hat einen höheren Wassergehalt, als Schleuderhonig und ist deshalb nicht so haltbar wie dieser.

Bienenvölker sollten während der Trachtperiode nicht medikamentös behandelt werden (keine Antibiotika) und vor Einsetzen der Tracht soll keine Zufütterung von Zukker erfolgen. Es sollte auch nur voll ausgreifter Honig verwendet werden, d.h. mindestens 2/3 der Honigwaben müssen verdeckelt sein und der Wassergehalt darf maximal 18,5% betragen. Höhere Anteile lassen auf einen unreifen Honig schließen, bei dem die Gefahr der Gärung besteht.

Normalerweise ist Honig bakterienfrei, da er selbst eine bakterizide Wirkung besitzt. Außerdem werden in der Regel viele Umweltgifte durch die Filtersysteme Pflanze und Biene abgehalten. Dennoch sind Infektionen infolge unsauberer oder unzweckmäßiger Gewinnung möglich. Problematisch kann die Belastung des Honigs durch die Schwermetalle Blei und Cadmium sowie durch Radioaktivität werden.

Guter Honig wird am Etikett erkannt, insbesondere „Honig des Deutschen Imkerbundes". Dieser Honig wird im typischen Einheitsglas mit grünem Etikett und Gewährsverschluß mit Adler und Bienenkorb angeboten. Der Imkerbund hat die höchsten Qualitätsansprüche.

Außerdem gibt es die Bezeichnung „Auslesehonig". Dies ist ein besonders ausgewählter Honig mit überdurchschnittlichen Eigenschaften wie Farbe, Aussehen, Konsistenz, Geschmack, naturbelassen, kalt abgefüllt, nicht wärmegeschädigt und wabenecht.

„Speisehonig“ erfüllt die minimalen Qualitätsanforderungen gemäß der Deutschen Honigverordnung. „Back- oder Industriehonig“ darf nur in weiterverarbeiteter Form in Backwaren, Honigwein usw. in den Handel gebracht werden. Er ist entweder in Gärung übergegangen oder wurde stark erhitzt (wärmegeschädigt). Alle anderen Honigbezeichnungen haben keine Bedeutung für die Qualitätsbezeichnung.

Honig von schlechter Qualität ist dünnflüssiger, ungleichmäßig und grob kristallisiert, hat einen Fremdgeruch und einen Fremdgeschmack, dunkle Punkte (feine Schmutzteile) oder gröbere Verunreinigungen und hat im kandierten Zustand eine feuchte oder schmierige Oberfläche. Billigem Honig ist Industriezucker beigefügt bzw. die Bienen wurden mit Zucker gefüttert.

Honig von guter Qualität hat ein gleichmäßiges Aussehen, keinen Fremdgeruch, ist zähflüssig oder fest - in festem Zustand ist er gleichmäßig fein kristallisiert und streichfähig und hat in kandiertem Zustand eine trockene Oberfläche.

Honig sollte im Haushalt in einem gut trockenen, geruchfreien Raum, möglichst dunkel und mäßig kühl aufbewahrt werden. Tageslichteinwirkungen oder direkte Sonnenbestrahlung vernichtet im Laufe der Zeit die Fermente und lebenswichtige Wirkstoffe. Das Einfrieren von Honig im Glas ist möglich. Bei richtiger Lagerung ist Honig über Monate hinweg ohne Qualitätsverlust haltbar.

Inhaltsstoffe des Blütenpollens

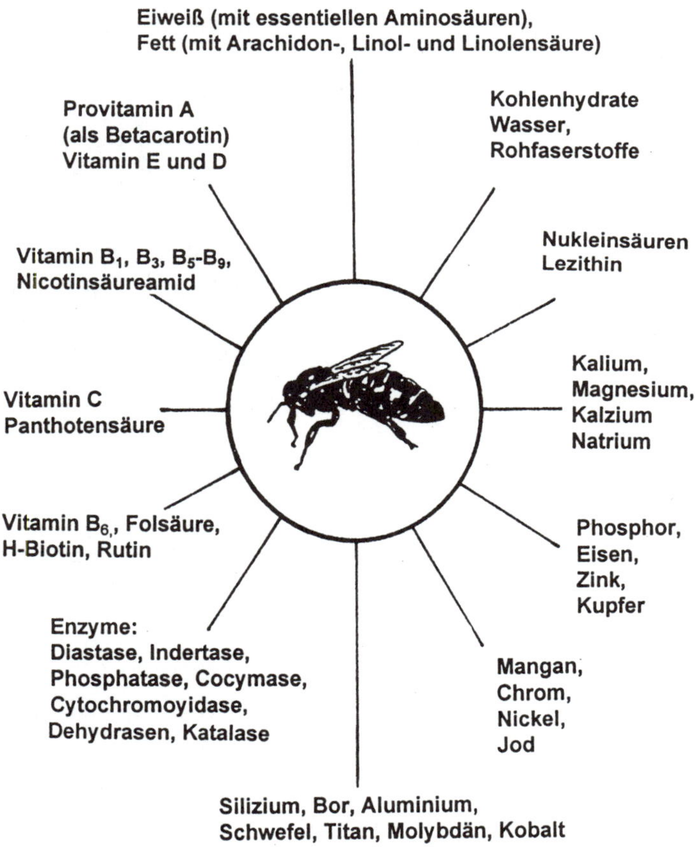

Blütenpollen - konzentrierte Lebenskraft

Blütenpollen sind die männlichen Keimzellen der blühenden Pflanzen, in denen die geballte Lebenskraft zum Wachstum neuer Pflanzen steckt. Das Wort Pollen stammt aus dem Lateinischen und bedeutet „Staubmehl“. Doch Pollen sind nicht alle gleich. Die einzelnen Pollen-Arten der verschiedenen Pflanzen unterscheiden sich in Form, Farbe, Gewicht und Zusammensetzung erheblich voneinander. Von den größten Pollenarten gehen etwa 14 000 und von den kleinsten bis zu 300 000 auf ein Gramm.

Für die Bienen selbst bedeutet der Pollen lebenswichtige Nahrung, denn er enthält das für ihren Körperaufbau wichtige Eiweiß und Fett. (Der Nektar mit seinem hohen Zuckeranteil liefert die erforderlichen Kohlenhydrate.) Wie stark der Pollen als wesentlicher Nährstoffträger für die Aufzucht der Bienen ist, sieht man daran, daß innerhalb von nur 6 Tagen die Bienenlarven um das 1500fache an Gewicht zulegen.

Jeder, der sich intensiv bemüht, sich mit dem Blütenpollen zu beschäftigen, wird erkennen, daß hier ein Stoff vorliegt, der fähig ist, in wunderbarer Weise neues Leben zu produzieren. Für diese Aufgabe, die ihm die Natur übertragen hat, hat sie ihn auch mit einer Vielfalt von wertvollen Stoffen ausgestattet, wie sie selten in einem anderen Mittel zu finden sind.

Wie der Pollen gesammelt wird

Zu den von den Bienen am meisten besuchtesten Pollenanbietern zählen die ersten Frühjahrsblüher: die Weiden und die Schneeglöckchen, die Obstbäume, die Kastanien, manche Kleearten, Raps, Disteln, Weißdorn und Gewürzpflanzen. Die Bienen „ernten“ den Pollen, wenn sie beim Aufsaugen von Nektar aus den Blüten mit dem Blütenstaub in Berührung kommen. Zum Teil übertragen sie den Pollen auf die weiblichen Blütennarben, wenn sie die Blüte wieder verlassen und lösen so die Befruchtung aus.

Ein Teil des Pollens bleibt aber am Bienenkleid hängen. Im Flug streift die Biene dann mit dem ersten Beinpaar Kopf und Brustkleid ab, transportiert die gesammelten Blütenstaubkörner zu dem Mundwerkzeug und knetet diese mit Beigaben von Speichelsekreten zu einer Masse. Der Speichel ist aber nicht nur als „Klebstoff“ wichtig, er leitet einen Fermentierungsvorgang im Pollen ein, der ihn chemisch aufschließt. (Deshalb kann man nicht auf die Bienen verzichten und nicht den Pollen direkt maschinell von den Blüten sammeln.)

Nach dem Kneten wird der Pollen mit dem ersten Beinpaar zu dem zweiten Beinpaar weitergegeben, Diese legen den angefeuchteten Pollen in den sogenannten „Pollenkamm“, der sich an dem hinteren Beinpaar befindet. Der Pollen wird mit dem Mittelbein zum Pollenhöschen zusammengepreßt und mit Honig aus dem Honigmagen festgeklebt, damit er beim Transport zum Bienenstock nicht verloren geht.

Nachdem die Bienen mit dem „Pollenhöschen“ im Stock angekommen sind, streifen andere Bienen den Pollen ab. Mit dem Kopf wird er festgestampft und mit einem Wachsdeckel verschlossen. Der Imker stellt am Flugloch des Bienenstocks einen „Pollenkamm“ auf, durch dessen enge Abstreiflöcher die Bienen kriechen müssen. Dabei bleibt etwa ein Zehntel des Pollens hängen, der später gesammelt wird. Den Rest verbrauchen die Bienen selbst. Insgesamt bringt ein durchschnittlich großes Bienenvolk pro Jahr nur rund 2,5 bis 4 kg Pollen.

Da der Pollen bei Einbringung je nach Luftfeuchtigkeit trockener oder feuchter ist, muß er luftgetrocknet werden. (Bei Trocknung durch Hitze kann er hart und wertlos werden.) Der Arbeitsaufwand und die relativ geringe Pollenausbeute erklären, weshalb hochwertiger Pollen nie billig angeboten werden kann. Jeder soll vor dem Kauf sorgfältig Herkunft, Qualität und Zusammensetzung prüfen. Es dürfen nicht wenig Pollen und viel Zusatzstoffe vorhanden sein; seine Wirkung ist sonst nichtig.

Blütenpollen als Nahrungsmittel

Blütenpollen wurden von den Wikingern auf ihren monatelangen Seefahren verzehrt. Sie nannten diese Nahrung „Ambrosia“ und dies waren Honigwaben mit Blütenstaub, welche sie in großen Krügen mit sich nahmen. Eben diese Ernährung bot ihnen Schutz gegen Mangelkrankheiten.

Der Blütenpollen besteht zu etwa einem Viertel aus Eiweiß, darunter befinden sich die **lebenswichtigen (essentiellen) Aminosäuren** (Eiweißbausteine), die der Körper benötigt und die ihm zugeführt werden müssen. In 100 Gramm Pollen sind ebensoviele essentielle Aminosäuren wie in 7 Eiern oder 500 Gramm Rindfleisch. Mit 30 Gramm Pollen kann der Tagesbedarf an essentiellen Aminosäuren voll gedeckt werden. Das ist insbesondere auch für Vegetarier von großem Nutzen.

Außerdem enthält Pollen **Nukleinsäuren,** die als Teile des Zellkerns mit für die Form und Entwicklung aller Körperzellen verantwortlich sind. Ebenso auch **Lezithin,** ein Fettstoff, der unter anderem die Zellstruktur, den Zellstoffwechsel, die Nerven und die Gehirnfunktionen beeinflußt. Fette machen 3 - 20% der Nährstoffe im Pollen aus. Rund 43% dieser Fette liegen als **Arachidon-, Linol- und Linolensäure** vor, das sind 3 der wichtigsten hochungesättigten Fettsäuren; sie werden auch als Vitamin „F“ bezeichnet. Sie dienen der Regulierung des Fettstoffwechsels und als Herz- und Blutgefäß-Schutz, außerdem sind sie zum Aufbau von Enzymen und Abwehrstoffen unverzichtbar.

Gerade die verschiedenen Enzyme, die wir bereits im Honig besprochen haben, finden sich auch im Pollen. Darunter sind **Diastasen** und **Invertase, Phosphatase,** das Atmungsferment **Cytochromoxidase,** das für die

Zellatmung so wichtig ist, **Dehydrasen** und **Katalase.** Pollen zeichnet sich gegenüber Honig auch durch seinen recht hohen Vitamingehalt aus. Vor allem **Provitamin A,** die **Vitamine der B-Gruppe** wie **B_1, B_2, B_3, B_5 bis B_9** (das die Blutzellbildung günstig beeinflußt), **Vitamin C, D und E.**

Mineralstoffe und Spurenelemente finden sich genügend im Pollen, hauptsächlich **Kalium, Kalzium, Magnesium, Mangan, Natrium, Phosphor, Aluminium, Chlor, Chrom, Eisen, Kupfer und Schwefel.** Doch die erstaunlich vielseitige Wirkung des Pollens läßt sich nicht einfach schematisch aus den einzelnen Inhaltsstoffen erklären. Es ist auch hier die unnachahmliche Ganzheit, die weit mehr als eine bloße Summe einzelner Wirkstoffe darstellt.

Mit etwa 30 Gramm Blütenpollen - wie bereits erwähnt - ist der ganze Tagesbedarf eines Menschen an Mineralstoffen, Vitaminen und Eiweißstoffen voll gedeckt. Wer jährlich zwei bis drei Mal 10 bis 14 Tage lang eine Blütenpollenkur macht, kann Mangelerscheinungen ausgleichen und neue Kräfte finden. Doch abgesehen von der Bedeutung des Pollens als Nahrungsergänzung kommt ihm auch noch eine bedeutende therapeutische Wirkung zu, auf die wir jetzt noch näher eingehen wollen.

Die Heilkraft der Blütenpollen

Blütenpollen können als bewährtes Naturheilmittel zur Vorbeugung und Linderung zahlreicher Zivilisationsschäden eingesetzt werden. Ganz allgemein wirken Blütenpollen als nicht aufputschendes Anregungs- und Stärkungsmittel, vor allem bei älteren Menschen, auch bei Durchblutungsstörungen. Angesichts der heute zunehmenden Umweltverschmutzung zeigen Blütenpollen eine entgiftende Wirkung, die auch bei einer chronisch-schleichenden Bleivergiftung durch Autoabgase und anderen Schadstoffbelastungen hilfreich sein kann.

Im Bereich der Verdauungsorgane bewährt sich Pollen ausgezeichnet. Er regt den Appetit an, verhindert Verstopfung und chronische Darmentzündungen. Auch Gallenblasenleiden sprechen auf eine Pollenkur gut an und die belastete Leber wird geschützt. An der Universität Witten wurde entdeckt, daß Blütenpollen die Durchblutung der Dünndarm-Schleimhaut fördert. Zwanzig Minuten, nachdem die Pollen den Darm erreichten, wurden Stoffe freigesetzt, welche das Immunsystem der Darmwand aktivierten. Gleichzeitig wurde die Darmdurchblutung erhöht. Diese Reaktionen erklären ebenfalls die verdauungsfördernde Wirkung des Honigs.

1970 gelang es Wissenschaftlern der Universität Zagreb, in den Pollen der schottischen Fichte und auch in anderen Pollen eine Anzahl von Geschlechtshormonen nachzuweisen, so etwa Östrogene, Testosteron, Epitestosteron und Androsteron. Zwei Jahre später fand der Biochemiker Dr. Sula Benet weitere pflanzliche Hormone und Hormonsubstanzen, ähnlich dem von der menschlichen Hypophyse ausgeschütten Gonadotropin, das die Regeneration der Körperzellen anregt. Dadurch wurde die verjüngende, lebensverlängernde

Hemmung des Alterungsprozesses wissenschaftlich bewiesen.

Blütenpollen regt durch seinen Gehalt an Eisen die Bildung roter Blutkörperchen an. Insbesondere werdende und stillende Mütter sollten täglich einen Naturstoff wie Blütenpollen zu sich nehmen, denn in 100 g Pollen sind 209 mg Eisen enthalten. Durch das Eisen wird dem gesamten Organismus Sauerstoff übermittelt und damit die Zellatmung gewährleistet. Der französische Wissenschaftler Dr. L. Perin behandelte 1976 in seinem Pariser Institut an Anämie erkrankte Jugendliche mit nur einem gehäuften Teelöffel Blütenpollen (ca. 5 g) zum Frühstück. Der Erfolg zeigte sich bereits nach wenigen Tagen: Die roten Blutkörperchen hatten sich enorm vermehrt.

Bei Entzündungen und Vergrößerungen der Vorsteherdrüse (Prostata) kann man die antientzündliche Wirkung des Pollens (besonders Roggenpollen) mit Kürbiskernen kombinieren und die Therapie hilfreich ergänzen. Kanadische und amerikanische Forscher veröffentlichten die Ergebnisse ihrer Untersuchungen. Ihr Sprecher Dr. William Pories bestätigte in einem Vortrag vor der „Amerikanischen Medizingesellschaft“, daß sich die positive Heilwirkung von Blütenpollen bei Prostataerkrankungen einwandfrei erwiesen habe.

Der bekannte Krebsforscher Dr. Dr. Paul Gerhard Seeger, Leiter der Krebsforschung in der Berliner Charité Klinik (1979/80 für den Nobelpreis vorgeschlagen), berichtete auch über gute Ergebnisse mit einer unterstützenden Pollenkur und erklärte die Wirkung durch Normalisierung des Zellstoffwechsels und der Zellatmung. Er nannte Blütenpollen den „vollkommensten Wunderstoff der Natur“.

Amerikanische Allergiespezialisten empfahlen Pollenallergikern einen täglichen Honiggenuß von mindestens einem Teelöffel, um eine allmähliche Gewöhnung an den allergieerzeugenden Stoff zu erreichen, das kann aber nur von Erfolg sein, wenn der Honig aus der näheren Umgebung stammt. Wer unter Blütenpollen-Allergie leidet, muß vor der Pollenkur den Therapeuten befragen, um Nebenwirkungen auszuschließen. Doch in der Regel kann man gerade eine solche Überempfindlichkeit durch kurmäßige Einnahme von Pollen auch heilen, sofern der Therapeut den Verlauf der Kur überwacht.

Naturgemäß sollte einer Allergie vorgebeugt werden können, wenn vier Wochen vor dem Pollenflug mit der Einnahme von Blütenpollen begonnen wird. Mit höchster Wahrscheinlichkeit hängt dieser Umstand mit der Neutralisierung der Antikörperchen im Bindegewebe und im kreisenden Blutbild zusammen.

Blütenpollen sind auch eine ausgezeichnete Augennahrung, denn in ihm sind zwei Bestandteile, denen im Hinblick auf die Sehkraft eine Hauptrolle zugestanden werden muß: das Provitamin A und das Rutin. Beide sind in einer acht- bis fünfzehnfach höheren Konzentration vorhanden, als in allen bekannten Lebensmitteln. Vitamin A ist für die Funktion der empfindlichen Sehzellen unerläßlich. Von Rutin wissen wir, daß es die dünnwandigen

Blutkapillaren und feinen Blutgefäße der Netzhaut abdichtet und vor Einrissen schützt.

Blütenpollen nimmt auch auf das Nervensystem einen günstigen Einfluß. Es stabilisiert das vegetative Nervensystem, beseitigt Nervosität und beugt Streßschäden vor. Speziell für Kinder und Jugendliche ist noch die günstige Wirkung auf die Lernfähigkeit hervorzuheben. Konzentration und Gedächtnis bessern sich meist bald und Schlafstörungen und Schulstreß lassen nach.

Zur Vorsorge empfiehlt es sich, regelmäßig Kuren mit Pollen durchzuführen. Sie können bis zu 3 Monaten dauern und auch bei Bedarf wiederholt werden, zum Beispiel 1 - 2 mal jährlich. Die durchschnittliche Tagesdosis beträgt 20 oder 30 Gramm. Pollen kann mit etwas Honig, in Saft oder als Zusatz zu Müsli und anderen Speisen eingenommen werden, **darf aber nie erhitzt werden.** Blütenpollen kann problemlos mit anderen Arzneimitteln und Heilverfahren kombiniert werden, insbesondere mit Naturheilmitteln, wie Heilpflanzen und homöopathischen Mitteln.

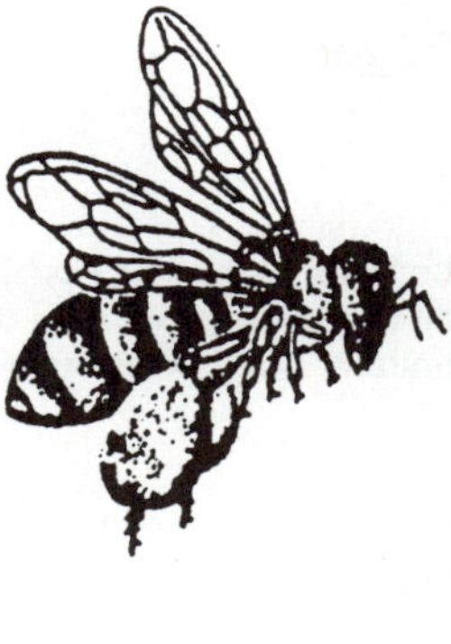

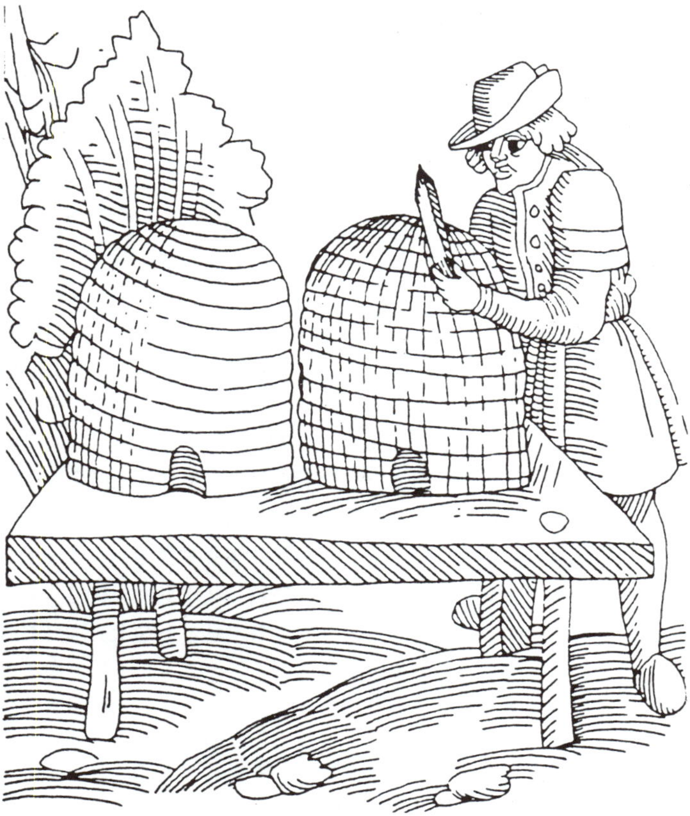

Alamannische Darstellung der Korbbetriebsweise, etwa 1486. Mit dem Messer wurden die Honigwaben herausgeschnitten. (Nach Armbruster, 1939)

Ein unschätzbares Geschenk der Biene: Propolis

Nicht nur Nektar und Pollen wird von den Bienen gesammelt, sondern in geringen Mengen auch das Harz von Blütenknospen und Rinden der Bäume, Propolis genannt. Das, was für die Bauindustrie der Zement bedeutet, ist für den Bienenstock Propolis. Damit dichten die Bienen jeden Sprung und jeden Riß im Stock ab. Aber Propolis ist nicht nur Festigungsstoff, sondern auch Schutzstoff. Schutzstoff gegen Infektionen im Stock, also gegen Bakterien, Mikroben, Schimmelpilze und andere Erreger oder Fremdkörper. Die Bienen verkleben alle losen Teile im Stock und beschichten die Innenwände der Zellen mit einem feinen Überzug aus Propolis, um eine wirksame Desinfizierung herzustellen.

Propolis stammt von zwei griechischen Wörtern. „Pro" bedeutet vor und „polis" die Stadt. Gemeint ist eine Verteidigungsanlage vor der Stadt, also die Wächter, die rechtzeitig warnen, wenn Feinde in die Stadt eindringen wollen. Dem Bienenstaat Schutz zu verleihen, sowohl vor Schäden als auch vor Eindringlingen, das ist die Hauptaufgabe von Propolis, also eine konstruktionstechnische und hygienische Aufgabe.

Bei dem von den Bienen verwendeten Rohstoff handelt es sich um ein Harz, das von den Blattknospen verschiedener Bäume, u.a. von der Roßkastanie, besonders gern auch von den Pappeln, gesammelt wird oder sich in den Rinden der Fichte, der Lärche oder anderen Nadelbäumen finden läßt. Propolis kann dunkelbraun sein oder auch von heller Schattierung. Es gibt ihn sogar in rötlicher oder violetter Färbung.

Propolis ist eine zähklebrige Masse, die die Blattknospen umhüllt und schützt und sie vor dem Austrocknen bewahrt. Auch schützen sich die Bäume mit ihrem Harz gegen Infektionen und die Folgen erlittener Beschädigungen. Solches Baumharz sammeln die Bienen von Knospen und Rinde, vermischen es mit eigenem Drüsensekret und dichten damit ihre Stöcke ab. Sie kleben es auch auf das Einflugbrett ihrer Bienenstöcke. Keime, die Bienen etwa von einem Arbeitsflug mitbringen, werden spätestens durch den Kontakt der Biene mit der Propolis-Fußmatte abgetötet. Jede Biene muß beim An- oder Abflug mit der Propolis-Matte in Berührung kommen.

Wenn eine einzige Biene krank würde, könnte sie in ganz kurzer Zeit das ganze Bienenvolk (50 000) anstecken. Im Bienenstock ist es aber steriler als in jedem vorbildlichen Krankenhaus. Wenn Mäuse gelegentlich in einen Stock geraten, können die Bienen sie zwar zu Tode stechen, nicht aber den Kadaver beseitigen. Daher überziehen sie ihn mit einer Haut aus Propolis, die für Bakterien undurchlässig ist. So wird die Umgebung nicht verseucht. Die Bienen haben hier einen Schutzstoff entwickelt, ein natürliches Antibiotikum, dem die Menschen mit all ihren technischen und chemischen Möglichkeiten nichts Gleichwertiges entgegensetzen können. Während Millionen von Jahren hat Propolis nichts von seiner Wirksamkeit gegen krankmachende Mikroben eingebüßt.

In der Regel beginnt die Haupt-Propolis-Sammeltätigkeit Ende Juni, steigert sich zu besonderer Aktivität im Spätsommer und Herbst und endet im Oktober oder November, wenn es zu kalt wird.

An heißen Tagen sind die Bienen besonders fleißig, wenn Sonnenwärme die Rohpropolis leichter bearbeitbar macht. Sie wird weich und bricht besser. Ist die Propolis hart, wird sie abgebissen, ist sie aber weich, so packt die Biene sie mit den Mandibeln (Oberkiefer, Vorderkiefer), bewegt ihren Kopf rückwärts und zieht die Masse zu einem Faden aus, der schließlich abbricht. Die zwei Vorderbeine folgen nach vorne, um den kleinen Brocken durchzukneten und zu formen. Dann wird die Ladung als sogenanntes Kittharzhöschen in die „Körbchen" verpackt und zum Stock gebracht.

Flavonoide, die besonderen Wirkstoffe der Propolis

Eine Analyse der Propolis, die in vielen verschiedenen Gebieten gesammelt wurde, ergab fast überall die gleichen Bestandteile: etwa 50 Prozent Harz und Balsam, ätherische Öle, Aminosäuren, organische Säuren, Eisen, Kupfer, Mangan und Zink, verschiedene Vitamine und ein besonders reicher Gehalt an Flavonoiden mit einmaligen antibiotischen und antioxydativen Eigenschaften.

Flavonoide sind mit Anthocyanen (Aromastoffen) verwandt und kommen in höheren Pflanzen als farblose

Inhaltsstoffe von Propolis

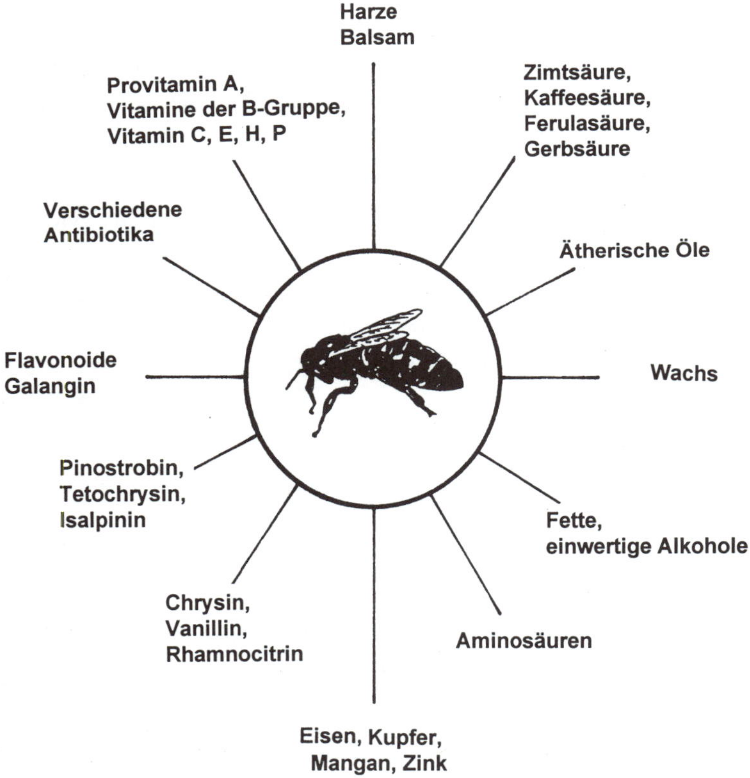

oder gelb gefärbte chemische Verbindungen (Farbstoffe) vor. Es sind pflanzliche Vitaminbegleitstoffe, die Vitamine in ihrer Wirkung ungemein verstärken können. Obwohl ein Extrakt von Flavonoiden nur Spuren an Vitaminen enthält, kann er eine zwanzigfache Wirkung von Vitamin C und eine fünfzigfache Wirkung von Vitamin E enthalten (nach Dr. John Finnegan, Malibu).

Es wurde durch Prof. Masquelier (Universität Bordaux) festgestellt, daß Flavonoide innerhalb von 20 Minuten vom Organismus aufgenommen wurden und der Schutzeffekt bis zu 72 Stunden anhielt, ja sogar die Hirn-Blutschranke passieren konnte. Als Gehirnzellenschutz tragen Flavonoide zur Erhaltung der Gedächtnisfunktionen bei und verhindern vorzeitges Altern. Die verbesserte Blutzirkulation und Zellversorgung des Gehirns fördern außerordentlich die geistige Wachheit und Beweglichkeit.

Theoretisch sind rund zwei Millionen verschiedener Zusammensetzungen von Flavonoiden denkbar. Bisher hat die Wissenschaft erst etwa 500 exakt nachweisen können. **Ganz besonders reichlich sind Flavonoide in Propolis enthalten, ebenso in Blütenpollen.**

Flavonoide wirken im Organismus auch als Immunverstärker. Mit komplizierten Testmethoden gelang der Nachweis, daß Propolis sowohl das unspezifische Immunsystem (Markophagen) als auch das spezifische Immunsystem (T- und B-Lymphozyten) stärkt. Ja, Propolis hat direkt eine Einwirkung auf die Thymusdrüse - den Organisator und Regulator des Immunsystems - und veranlaßt sie zu stärkerer Aktivität. Diese Ankurbelung der Thymusdrüse kann in vielen Fällen sehr wichtig sein. Ist die Thymusdrüse geschwächt, dann ist auch die Widerstandskraft des Körpers geschwächt.

Gerade heute entstehen durch innere und äußere Einflüsse, durch Ozoneinwirkung, durch radioaktive Belastung, durch Umweltgifte von Industrie und Verkehr, durch Medikamente, Lebensmittelbegleitstoffe und Genußgifte sogenannte „Freie Radikale“ (gefährliche sauerstoffhaltige molekulare Bruchstücke) im Organismus. Da ist es besonders nötig, gegen diesen Angriff eine wirksame Verteidigung einzusetzen. Die sogenannten Radikalenfänger, besonders die Vitamine C, E und Beta-Carotin, können durch die Flavonoide wesentlich verstärkt und aktiviert werden.

Da Radikale den Zellkern schädigen und zur Tumorentstehung beitragen können, ist es wichtig, daß unter dem Einfluß von Antioxidantien die Entwicklung entarteter Zellen reduziert und gemildert wird. So sind Flavonoide und insbesondere Propolis in seiner ganzen Stoffzusammensetzung die besten Zellschützer.

Propolis wurde von dem dänischen Forscher K. Lund Aagaard 1967 wiederentdeckt und er testete Propolis an rund 16 000 Personen aus ganz Skandinavien. Das von ihm gesetzte Qualitätsmaß hat auch heute noch uneingeschränkte Gültigkeit. Als er 1985 starb, nahm die Welt Abschied von „Mr. Propolis“.

Die „Tränen der Bäume“ als Gesundheits- und Heilfaktor

Propolis dürfte mit 42 Millionen Jahren das älteste Medikament sein. Seit es Bienen gibt, gibt es auch Propolis und es hat seither nichts von seiner antibiotischen Wirksamkeit eingebüßt Es wurde schon von den alten Ägyptern ihren Pharaonen mit ins Grab gegeben. Aristoteles (384 - 322 v. Chr.) kannte bereits Propolis und er wußte, daß es von den „Tränen der Bäume“ stammt. Er schätzte Propolis wegen seiner heilenden Eigenschaften und empfahl es bei Quetschungen und eitrigen Wunden.

Da die Haupteigenschaften von Propolis vorwiegend auf antiseptischer und antibakterieller Wirkung liegen, werden damit schädliche Bakterien bekämpft. Deshalb kann man Propolis bei allen Krankheiten anwenden, die durch Bakterien, Keime oder Viren ausgelöst werden. Besonders die Viren, die viel kleiner sind als Bakterien, so klein, daß sie selbst unter dem Mikroskop nicht sichtbar werden, tarnen sich mit einem Eiweißmantel, um in den menschlichen Körper zu kommen. Das Knacken des Eiweißmantels gelingt der Zelle nur in Anwesenheit von Prostaglandinen. Und gerade die Bildung von Prostaglandinen wird von den Flavonoiden begünstigt. Sie können sie auch verhindern, wenn die Prostaglandine zu überschießend reagieren und zu lange wirken.

Bei Viren und Pilzen versagen Antibiotika meist ihren Dienst. Propolis dagegen bleibt hier wirksam. Bakterien haben die Gabe, Resistenz, d.h. Widerstandskraft gegen

Antibiotika zu entwickeln. Von einer Resistenz gegen Propolis ist nichts bekannt. Antibiotika sind, weil von Bakterien oder Pilzen produziert, für den menschlichen Organismus Fremdstoffe. Das Immunsystem bekämpft dann nicht nur eindringende Bakterien, sondern auch das zu seiner Unterstützung verabreichte Antibiotikum, das auch Nebenwirkungen zeigen kann. Bei Propolis besteht diese Gefahr nicht, da Flavonoide und unser Körper in großen Teilen ihres Stoffwechsels identisch sind und sich in vielen Teilen miteinander vertragen.

Prostaglandine können Schmerzen verursachen. Das Wirkprinzip des Schmerzmittels „Aspirin“ beruht darauf, die Prostaglandin-Bildung zu hemmen. Dasselbe können manche Flavonoide, weshalb sie auch natürliches „Aspirin“ genannt werden. Außerdem greifen die Naturstoffe den Magen nicht an und sind für die Nerven nicht belastend, was bei manchen chemischen Mitteln der Fall ist.

Propolis beschleunigt und stärkt den Zellstoffwechsel, verjüngt die Zellen durch Zellteilung in der Hälfte der Zeit, die ohne diese Substanz erforderlich wäre und entfernt Staphylokokkus-Bakterien, die eine hohe Resistenz gegen Antibiotika entwickeln können, aus dem Blutkreislauf des Menschen. Auch bei Erkrankungen lebenswichtiger Organe wie Magen, Darm, Lunge, Leber, Galle, Nieren oder Harnwege sowie bei Erkältungen, Bronchitis, Grippe, Kreislaufstörungen, Ekzemen, Flechten und Gürtelrose wurde Propolis mit Erfolg angewendet.

Der Wundersaft der Bienen
Gelée royale

Lange vor unserer Zeitrechnung begann die Bienenzucht, doch der Wundersaft der Bienen wurde erst vor etwa 300 Jahren entdeckt. Dem holländischen Zoologen Jan Swammerdam fiel auf, daß die wenigen Königinnenzellen im Bienenstock am Boden mit einem leicht säuerlichen, weißlichen Gelée bedeckt waren, von dem sich die Königinnenlarven ernährten. Er bezeichnete diesen königlichen Futtersaft als „Gelée royale". Wissenschaftlich genau wurde dieses Nahrungsmittel aber erst im 20. Jahrhundert untersucht.

Die Arbeitsbienen besitzen symmetrisch links und rechts an ihrem Kopf besondere Schlund- bzw. Speicheldrüsen, die einen hochkonzentrierten Futtersaft absondern. (Bei Königinnen und Drohnen fehlen diese Drüsen.) Mit diesem einzigartigen Futtersaft werden alle Larven des Stocks während der ersten drei Tage gefüttert. Dieses Elixier enthält alles, was die junge Bienenlarve zu ihrer Entwicklung benötigt. Nach drei Tagen aber wird diese Nahrung abgesetzt und die Made erhält nur noch „einfaches" Futter, das aus einem Gemisch aus Honig, Pollen und Wasser besteht.

Die Königinnenlarve, die in einer größeren, länglichen, eichelförmigen oder fingerhutartigen Zelle aufgezogen wird, bekommt bis zum 5. Tag einen noch qualifizierteren Futtersaft, Gelée royale genannt. Wenn sie am 16. Tag

Inhaltsstoffe von Gelée royale

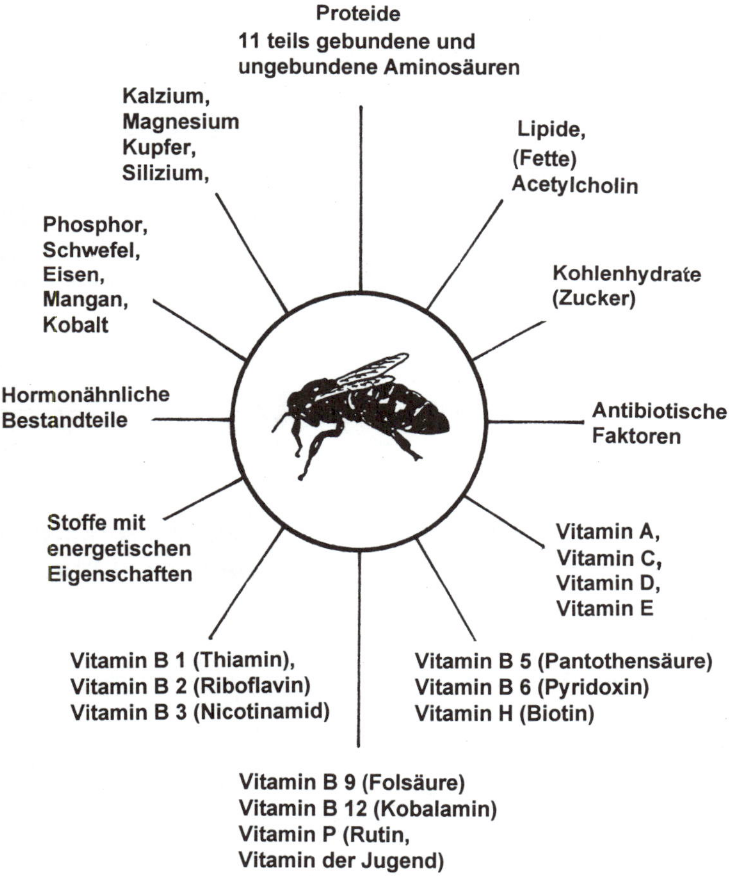

die Zelle verlassen hat, bekommt sie diesen Königinnen-Futtersaft während ihres ganzen Lebens täglich.

Die Speicheldrüsen, die den Futtersaft absondern, sind bei den Arbeitsbienen etwa von ihrem 4. bis 12. Lebenstag in Funktion. Dann bilden sich die Speicheldrüsen zurück und nun beginnen die Wachsdrüsen, ihr Wachs abzusondern. Von dieser Zeit an beteiligen sich die Bienen am Bau der Waben, nehmen heimkehrenden Sammlerinnen die eingetragenen Vorräte an Honig und Blütenstaub ab und bringen sie in die Zellen. Etwa vom 18. Tag an schwärmen sie selbst aus und besuchen Blüten, um Nektar, Pollen und Wasser zu sammeln.

Es ist erstaunlich, wenn man bedenkt, daß die Bienenlarven in 5 Tagen ihr Gewicht um das tausendfache vermehren, wobei sie 3 Tage mit Futtersaft gefüttert werden. Die Königinnenlarve, die 5 Tage mit Gelée royale ernährt wird, vermehrt ihr Gewicht etwa um das zweitausendfache. Der amerikanische Autor, Jay Schmidt, schreibt im Hinblick auf die Königinnenlarve: „Im Größenverhältnis ist dieses Wachstum in einem Tag stärker als das eines Kalbes in einem Jahr."

Es ist nicht leicht, die Zusammenhänge zu erfassen, warum die Bienenkönigin, die aus dem gleichen Ei stammt wie die Arbeitsbiene, fast zweimal so lang und schwer wie diese und überdies 60mal älter wird. Der Unterschied liegt im Königinnen-Futtersaft, Gelée royale, der mit Recht als eines der großartigsten Geschenke aus dem Tierreich bezeichnet wird.

Gelée Royale - ein Jungbrunnen für die Körperzelle

Vor allem können die Inhaltsstoffe des Gelée royale für den menschlichen Stoffwechsel im Bereich der Zellen und deren Erneuerung von wesentlicher Bedeutung sein. Dem Saft wird eine auf alle Erneuerungsprozesse stimulierende Wirkung zugeordnet. Medizinische Untersuchungen erbrachten den Beweis, daß bei Menschen die Sauerstoffaufnahme des Gewebes und der Stoffwechsel durch Gaben von Gelée royale stark verbessert, die Vitalität und Widerstandskraft gegenüber körperlicher und geistiger Belastung erhöht und die Gemütsverfassung gehoben wurden. Bemerkenswert ist auch, daß schon wenige tausendstel Gramm Gelée royale eine Wirkung entfalten können, die sich auf die Erneuerung verbrauchter Zellen im Organismus richtet.

Gelée royale ist besonders reich an Vitaminen der B-Gruppe. Von Vitamin B_{12} genügt schon der Anteil eines Mikrogramms pro Tag, damit eine normale Neubildung der roten Blutkörperchen im Knochenmark stattfindet. Außerdem enthält Gelée royale vor allem die bedeutenden freien Aminosäuren, ungesättigte Fettsäuren, reichlich Acetylcholin, Spurenelemente, Mineral- und Hormonstoffe.

Gelée royale kann zur Vorbeugung und Behandlung von Leistungsschwäche, vorzeitigem Altern jenseits des vierten Lebensjahrzents, bei Konzentrations- und Gedächtnisstörungen, Streß, dauernder Überforderung, Erschöpfungszuständen und in der Genesungszeit nach Krankheit ohne Bedenken angewendet werden. Besonders hat es sich bei Menschen bewährt, die über ein gestörtes Allgemeinbefinden klagen, ohne wirklich krank zu sein.

Erhöhte Cholesterinwerte können durch Gelée royale gesenkt werden und bei Blutarmut kann schon nach kurzer Zeit eine deutliche Besserung des Allgemeinbefindens eintreten. Gelée royale hat eine anregende, stärkende und die Stimmung hebende Wirkung, revitalisiert und stellt das Gleichgewicht wieder her und dies auf eine natürliche und harmonische Art und Weise.

Dr. med. Yves Donadieu faßte seine Beurteilung über Gelée royale so zusammen:

„Es ist ein vollkommen natürliches und auf natürliche Weise gewonnenes Produkt; es entbehrt jeglicher Toxizität und ist bei normalen Dosen vollkommen unschädlich; es ist gut verträglich, hat keine Nebenwirkungen und keine Kontraindikationen; es kann ohne Einschränkung mit anderen Therapien kombiniert werden, ist unkompliziert zu genießen und innerhalb der normalen Ernährung bekömmlich; es verstärkt den Abwehrmechanismus des Körpers und schützt gegen Aggressionen; es bessert den Allgemeinzustand, steigert das vitale Energiepotential und verschafft hierdurch Wohlbefinden und Gesundheit."

Haut- und Schönheitspflege mit Produkten aus dem Bienenstock

Auch für eine natürliche biologische Haut- und Schönheitspflege haben die Bienen etwas Einzigartiges zu bieten. Das von ihren Körper-Drüsen ausgeschiedene Bienenwachs, mit dem sie ihre Waben bauen und ihre Zellen verschließen, ist ein weiteres wertvolles Gesundheits-Produkt. Es wurde festgestellt, daß in einem Kilo Jungfernwachs 40 960 Internationale Einheiten von Vitamin A enthalten sind. (Zum Vergleich: in einem Kilo Rindfleisch sind 600 Internationale Einheiten.) Aber auch viele Vitamine der B Gruppe, Enzyme und Mineralstoffe sind vorhanden.

Bienenwachs hat einen fettähnlichen Charakter und besteht zu etwa 75% aus Palmitinsäuremyriacylester und 15% Ceretinsäure. Es ist ein Gemisch aus langkettigen Fettsäuren (Wachssäuren) und ihren Estern.

In der Regel werden zur Haut-Kosmetik nicht nur Bienenwachs, sondern mit dem Wachs auch Honig, Blütenpollen, Gelée royale und Propolis sowie andere natürliche hochwertige Stoffe mitverwendet. Diese Stoffe erhöhen das Wasserbindevermögen der Haut und erfüllen eine wichtige Aufgabe im Puffersystem der Haut. Gerade die vorhandenen Vitamine, vom Provitamin A über den Vitamin-B-Komplex und Folsäure bis zum reichlich vorhandenen Rutin (Vitamin der Jugend) kann die Haut besonders regenerieren.

Die Wirkung der Vitamine kann durch die in diesen Bienen-Produkten vorhandenen Flavonoiden, also den Vitaminbegleitstoffen, noch verstärkt und intensiviert werden. Die Haut wird so mit natürlichen Wirkstoffen versorgt. Der Stoffwechsel der Haut verjüngt das Gewebe, macht die Haut weich und elastisch, besitzt auch die Fähigkeit, die Haut zu ernähren und die Unreinheiten aus der Haut zu ziehen. Somit verschwinden Alterserscheinungen sowie Rauheiten und Falten. Die Haut bekommt wieder jugendliche Frische und Samtigkeit auf natürliche Weise.

Unsere Haut ist ja in erster Linie auch Schutzschild gegen äußere Einflüsse, die heute in mannigfaltiger Weise durch verschiedene Reize und Fremdstoffe aus der Umwelt auf sie einwirken. Sie ist ein hochkompliziertes Atmungs-, Ausscheidungs- und Sinnesorgan. In unserer Haut befinden sich über 40 Kilometer kleine Kanäle als Ausgangsöffnungen der verschiedenen in ihr liegenden feinen und feinsten Drüsensysteme. Durch diese Kanäle „atmet" die Haut. Der Körper besitzt eine körpereigene „Kühlanlage" mit vielen winzigen „Kühlaggregaten", den Schweißdrüsen. Etwa 2 bis 3 Millionen Schweißdrüsen sind über den ganzen Körper verteilt. Eine völlige Verstopfung der Hautporen würde zum raschen Tod führen. Die Haut ist das Spiegelbild für viele körperliche und seelische Vorgänge und bestimmt ganz wesentlich unser äußeres Erscheinungsbild.

Natürlich kann die unglaubliche Anpassungsfähigkeit und Widerstandskraft der Haut auch aus dem Gleichgewicht geraten. Neben den umweltbedingten Schäden

– zum Beispiel übermäßige Licht- und Sonneneinwirkung, Medikamenten-, Nikotin- und Alkoholkonsum – gehören Ernährungsfehler, Schlaf- und Sauerstoffmangel zu den Sünden, die unsere Haut nicht auf die Dauer verkraften kann. Die Haut ist unser größtes Organ und wir müssen auch unseren Teil dazu beitragen, um sie gesund zu erhalten. Falsche Hautpflege wird praktiziert mit körperunfreundlichen Stoffen, synthetischen Cremes und synthetischen Aromastoffen usw.

Es gibt viele spezielle und individuelle Zusammenstellungen verschiedenster Natur- und Bienenprodukte. Z.B. kann eine Bienenwachssalbe oder Creme mit Blütenpollen, Propolis, Gelée royale und ätherischen Ölen als unterstützendes Kosmetikum bei empfindlicher Haut, zur Pflege rauher und rissiger Lippen und Mundwinkel und auch bei der Akne-Therapie dienen. Sie kann auch, je nach Zusammenstellung der Stoffe, durch ihre antibiotischen und bakteriziden Eigenschaften eine schnellere und bessere Heilung bei Hautverletzungen, bei Schnitt- und Brandwunden, Flechten, Schrunden, Hautausschlägen, Sonnenbrand, Insektenstichen und auch bei Fußpilz usw. herbeiführen.

Zur Behandlung sowohl fetter als auch trockener Haut wird eine Propoliscreme hergestellt. Propolistinkturen kann man als Hauttonikum und auch als Gurgelmittel (5 Tropfen auf ein halbes Glas warmes Wasser) anwenden. Auch gibt es eine Propolis-Zahncreme. Ja es gibt eine Vielzahl von Kosmetik- und Gesundheitsprodukten aus dem Bienenstock. Allein ein walnußgroßes Stück Bienenwachs abwechselnd von einer Hand in die andere zu nehmen und die Fingernägel in das Wachsstück hineinbohren wirkt sich günstig auf die Finger und auf die Nägel aus und verleiht ihnen einen gesunden Glanz.

Mit Blütenpollen können auch Gesichtsmasken hergestellt werden. Wenn man den Blütenpollen mit anderen Stoffen (z.B. Eigelb, Gurkensaft, Heilerde mit Wasser) vermischt und den Brei leicht massierend auf das Gesicht und den Hals aufträgt, mindestens eine halbe Stunde einwirken läßt, wird die Haut erfrischt und ernährt und die natürliche Schönheit kommt zum Vorschein.

So gibt es viele Möglichkeiten, die in diesem Buch nicht alle erwähnt werden können. Aber jeder hat die Gelegenheit, sich kundig zu machen und das für ihn Geeignete zu finden.

Dr. med. H.-H. Reckeweg definierte Naturkosmetik wie folgt:

„Biologische Kosmetika sind naturgerechte, dem natürlichen Ablauf der Lebensreaktionen, also auch der Haut, entgegenkommende und die Lebensfunktion unterstützende, das „Fließgewicht“ der Haut wieder einregulierende Präparate“.

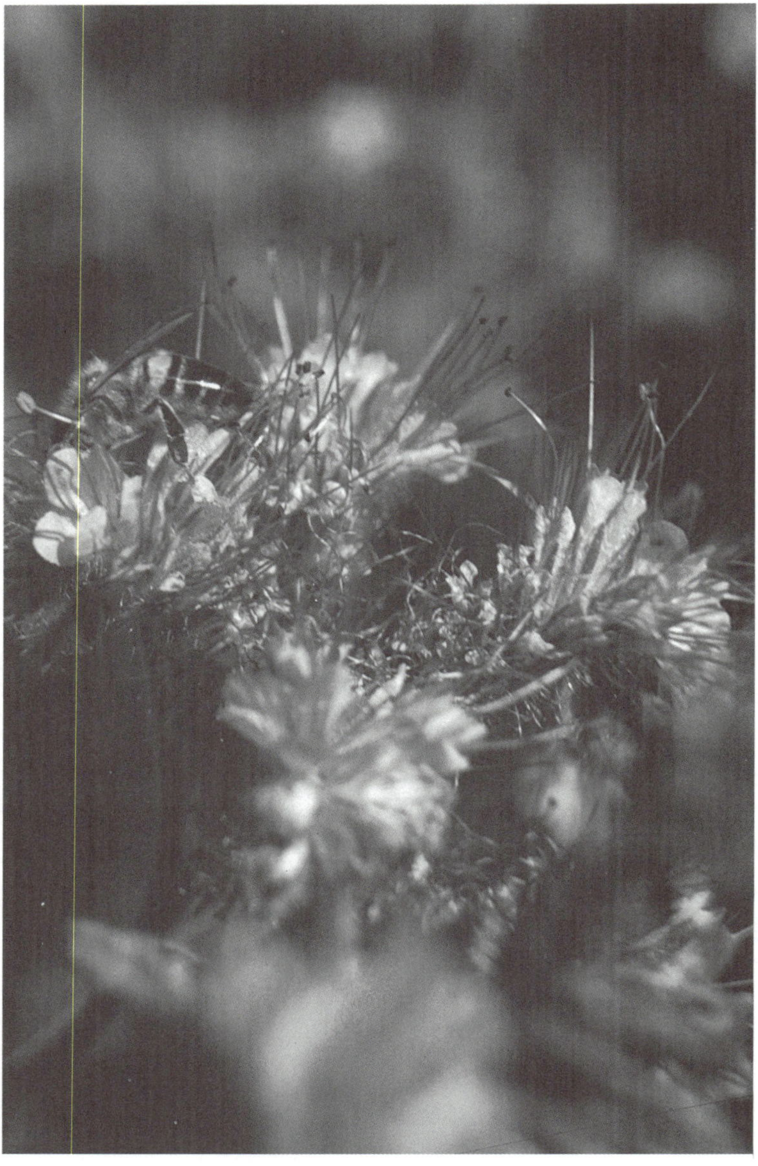

Phaceliablüte

Schlußbetrachtung

Zur Kultur des Menschen zählt auch sein intensives Verhältnis zur Umwelt. Ohne Natur kann der Mensch nicht leben. Die Bienen bilden ein ganz wichtiges Bindeglied in der ökologischen Lebensgemeinschaft der Natur. Ohne sie gäbe es fast kein Obst und die Samengewinnung vieler Nutzpflanzen wäre infrage gestellt.

Wenn die Bienen zur Zeit der Blüte, um Nektar und Pollen zu holen, in die Obst- und Rebanlagen fliegen, die leider heute sehr oft mit hochgiftigen Schädlingsbekämpfungsmitteln gespritzt werden, kann es zu akuten Vergiftungen der Bienen kommen. Da die Bienen einen Teil des gesammelten Pollens als Reserve aufbewahren, können sie dadurch den ganzen Sommer hindurch bis zum Winter die Rückstände der giftigen Spritzmittel aufnehmen. Des öfteren kam es schon zu größerem Bienensterben.

Doch nicht nur die Umweltverschmutzung und Umweltvergiftung setzen den Bienen zu, sondern auch die zunehmende Verschlechterung ihrer Lebensbedingungen. Mit der Industrialisierung des Landbaus und der Flurbereinigungen ging die Vielseitigkeit der Pflanzenwelt sehr zurück. Die Blumenweide verschwand und auch durch das Waldsterben wurde der Spielraum der Bienen gewaltig eingeschränkt. Es breiten sich immer mehr Seuchen aus.

In Deutschland hat in der ersten Hälfte der 80er Jahre die Varroamilbe die Imker in Schrecken versetzt. Sie ist ein blutsaugender Parasit, der usprünglich nur bei der indischen Honigbiene (Apis cerana) auftrat und durch die Einfuhr fremder Bienenrassen zu wissenschaftlichen Zwecken auf die Honigbiene übertragen wurde. Die Varroamilbe ernährt sich sowohl vom Bienenblut der erwachsenen Biene, als auch der Bienenbrut. Zur Vermehrung nistet sie sich bei den Larven in der Brutzelle ein. Die Varroamilbe bedeutet für die westliche Honigbiene eine existentielle Bedrohung.

Widerwillig setzte man chemische Therapeutika ein. Heute sind fünf medikamentöse Behandlungsmöglichkeiten erlaubt. Nach Meinung einiger ökologisch orientierter Imker ist Ameisensäure oder Milchsäure akzeptabel. Nach der Frakno-Imkerschule in Mühlheim-Stetten wurden nach jahrelangen Forschungsarbeiten Erfolge mit einem geeigneten Thymol (Thyminanöl) erzielt.

Es besteht Sorge über Arzneimittelrückstände im Honig. Doch die meisten Pestizide sind fettlöslich und reichern sich nicht in dem wasserlöslichen Honig an. Honig wird routinemäßig nach Bienenarzneimittelrückständen untersucht.

Es gibt eine Gruppe von chemischen Substanzen (Diterpene) die sich in bestimmten Weltgegenden im Bienenhonig anreichern können. Aus den Blüten und Blättern von einigen Heidekrautgewächsen kann das stickstoffreiche, kristalline Gift Acethylandromedol isoliert werden. Es sind auch Fälle von Vergiftungen mit Honig bekanntgeworden. Deshalb ist es wichtig, beim Honigkauf auf kontrollierten Honig und wenn möglich auf einheimischen Honig zu achten.

In den letzten Jahren hat sich eine Pflanze als besonders attraktiver Honig- und Pollenspender von Ende Mai bis in den Oktober hinein bewährt: **Phacelia** - auch Bienenweide oder Bienenfreund genannt. Ihre Heimat ist Kalifornien und man sagt, daß der Honigreichtum Kaliforniens dieser Pflanze zu verdanken sei. Sie ist eine einjährige und einschnittige Pflanze. Ihr Blütenstand besteht aus einer ährenförmigen Traube mit haarigem Kelch. 15 bis 20 Blüten erscheinen auf einem länglichen Blütenschaft, der leicht in sich zusammengerollt ist. Die Kronblätter sind blau-violett bis hellblau, selten weiß. Jeden Tag öffnen sich zwei bis drei Blüten neu. Das Blühen beginnt von unten nach oben und dauert sehr lange.

Nach einem speziellen Punktesystem von G. Pritsch über Nektar und Pollen und Blühdauer würden Kirschen 2, Raps 2, Äpfel 3, Esparsette (Schmetterlingsblütengewächs) 4, Himbeeren 5, Phacelia dagegen 8 Punkte bekommen.

Durch einen vermehrten Anbau von Phacelia insbesondere in Gärten, auf Ödländereien, Böschungen oder ähnlichen Geländen, kann ein wertvoller Beitrag zur Erhaltung und Fütterung der Bienen geleistet werden.

Die Lage für die Bienen ist heute sehr bedenklich. Es stehen nicht nur hochwertige Naturprodukte auf dem Spiel, sondern auch die gesamte fortdauernde Fruchtbarkeit der Pflanzenwelt. Deshalb ist jeder aufgerufen, auch seinen Teil dazu beizutragen, die Vielfalt in der Natur zu erhalten und wiederherzustellen, damit uns die wertvollen Produkte der Bienen erhalten bleiben. Wenn auch die Bienenprodukte uns nicht die Unsterblichkeit verschaffen, so können sie doch die Lebenserwartung und vor allem die Lebensqualität deutlich verbessern, das Immunsystem, also die Abwehrkraft des Körpers stärken, den Allergien entgegenwirken und uns eine Menge an Gesundheit, Lebensenergie und Vitalität schenken.

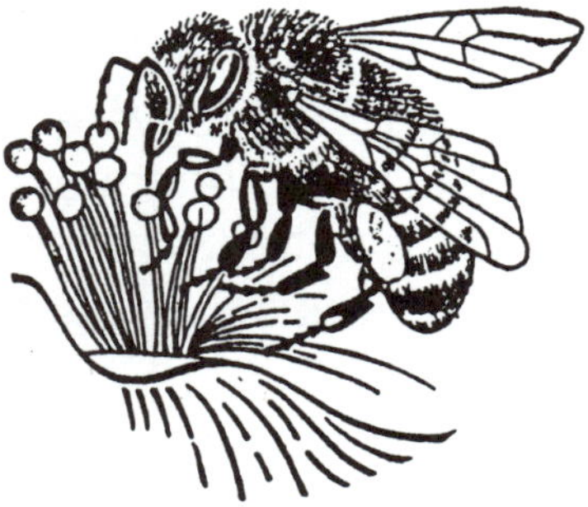

Phacelia

*Wo die blaue Blume blüht,
liegt ein Zauber in der Luft.
Sie verströmt in weitem Kreise
ihren ganz besond'ren Duft;
dadurch lockt sie Schmetterlinge,
Hummeln und die Bienen an.
Niemand ihren Blütenreizen
lange widerstehen kann.*

*Wo die blaue Blume blüht,
rinnt die Nektarquelle süß,
ständig singt und summt es leise
in dem Bienenparadies.
Immer wieder neue Blüten
öffnet sie der Sonne hold,
dadurch wird für uns die Blume
zweifellos zum grünen Gold.*

*Wo die blaue Blume blüht,
wird bereichert die Natur
und sie ist, nicht zu vergessen,
eine echte Bodenkur.
Sie durchlüftet und entgiftet,
regt das Bodenleben an;
ja sie ist ein kleines Wunder,
das die Schöpfung uns ersann.*

G. A. Ulmer

Literaturverzeichnis

Bauer, Marianne, Dr.: Imkerei und Biene, Obst und Garten 1/90, Verlag Eugen Ulmer, Stuttgart

Becker, Fritz, Dr.: Der Honig, eines unserer wertvollsten Nahrungsmittel, Waerland-Monatshefte

Der Bien im Wandel der Jahreszeiten, Imkerei Fischermühle, Verein für wesensgemäße Bienenhaltung, Rosenfeld

Donadieu, Yves, Dr.: Gelée Royale, maloine s.a. éditeur paris

Finnegan, John, Dr.: Bioflavonoide, Zeitschrift „Der Spatz", Gudrun Wasner-Meyer

Freudenstein, Hans: Die Bienen, eine Wunderwelt, Landesverband Bayerischer Imker, Nürnberg

Fritz / Grenz: Worauf sollte man beim Einkauf von Honig achten? UGB-Forum 6/88

Gobert, W.: Blütenpollen, ein Lebenselixir, VG 85

Grünwedel, Walter: Propolis, Natur und Heilen, 9/91

Hill, Ray: Propolis/Kittharz, Ehrenwirth-Verlag, München

Huibers / v.d. Woerd: Guter Rat mit Honig, Aurum Verlag

Imker im Dienst der Umwelt, AID 1097 / 1987

Klinger / Unckrich / Wolf: Naturkunde - Lebensgemeinschaften, Prögel Verlag, Ansbach

Knobelspies, Franz: Der Blütenpollen, Frakno Imkerschule, Mühlheim-Stetten

Leibold, Gerhard: Apitherapie, Reform-Rundschau 11/91

Leibold, Gerhard: Heilkräfte des Blütenpollens, Waerland Monatshefte 5/94

v. d. Ohe W. / Dustmann, J. H.: Honig - Qualität auf dem Prüfstand, die biene 9/94

Rohwedder, Dirk / Havsteen, Bent, Dr.: Propolis, BTV Verlags GmbH, Berlin

Ruhland, Silvia: Wunderwelt der Bienen, Neuform Kurier 6/92

Schmeil, O., Dr.: Grundriß der Tier- und Menschenkunde, Quelle & Meyer, Leipzig

Ulmer, Günter A.: Ernährung mit Vernunft, G. A. Ulmer Verlag, Tuningen

Ulmer, Günter A.: Lebensenergie und Gesundheit, G. A. Ulmer Verlag, Tuningen

Ulmer, Günter A.: Die Pflanze der Zukunft - PHACELIA, G. A. Ulmer Verlag Tuningen

Vonaburg, Bruno: Gottes Segen in der Natur, Christian Verlag, Stein a. Rh.

Wahrenberg, Astrid: Bio-Honig, Schrot & Korn 6/93

Zucker - Sirup - Honig, Verbraucher-Dienst AID, 1157 / 1987

REGISTER

Im gleichen Verlag erschienen:

G. A. Ulmer: **Ernährung mit Vernunft**
Wer nach einer gesunden Ernährung strebt, sollte dieses Buch lesen.

208 S., 18 Graf., 11 Abb., 100 Rezepte, brosch., ISBN 3-924191-12-3

Sieglinde Schopf/Gabi Meingast: **Gesund und köstlich: Cholesterinfreie Menüs**
Viele Menschen sind heute mit Fragen zur tierisch-eiweißfreien Ernährung konfrontiert wegen zu hoher Cholesterinwerte, wegen Milchzuckerunverträglichkeit, Allergien oder sonstigen Beschwerden.

90 S., viele Rezepte, brosch., ISBN 3-924191-54-9

Sieglinde Schopf/Gabi Meingast: **Cholesterinfreie Süßspeisen, Kuchen und Gebäck**
Backen ohne Ei und Süßigkeiten ohne Sahne, Quark oder Milch hört sich für viele schwierig oder fast unmöglich an. Daß dem nicht so ist, beweisen viele leckere Rezpete in diesem Buch. Dieses Buch ist nicht nur für Menschen gedacht, die bereits auf ihren Cholesterinspiegl achten müssen, sondern für alle, die ernährungsbedingten Krankheiten vorbeugen möchten.

96 S., 110 Rezepte, brosch., ISBN 3-924191-64-6

G. A. Ulmer: **Gesund und schön durch Heilerde**
In diesem Buch werden die wertvollen Wirkstoffe und die vielen Anwendungsmöglichkeiten der Heilerde sowie neue Erkenntnisse über Stoffwechselregulierung, Stärkung des Immunsystems und Vermeidung von Allergien aufgezeigt.

80 S., 14 Abb., brosch., ISBN 3-924191-51-4

G. A. Ulmer: **Die besonderen Heilkräfte von Hafer und Hirse**
Hafer und Hirse zeichnen sich durch ihren Reichtum an Vitaminen und Mineralien, Faserstoffen und Spurenelementen nicht nur als Vollwertnahrung, sondern auch als Heilnahrung aus. Kranke, mit Schädigungen der Knorpelgelenke und Arthrose, haben durch Einnahme von Hirseflocken Hilfe erfahren.

64 Seiten, 13 Grafiken, ISBN 3-924191-46-8

G. A. Ulmer: **Der Apfel als Quelle Ihrer Gesundheit!**
Darüber wird in diesem Buch berichtet: Der Apfel als Bestandteil einer vollwertigen Ernährung. Der Apfel als Vitalstofflieferant. Der Apfel als Vitamin-C-Träger. Der Apfel als Darmregulierungsmittel. Der Apfel für die schlanke Linie. Der positive Einfluß des Apfels auf die Haut und das Gemüt.

80 S., 13 Abb., brosch., ISBN 3-924191-60-3

Gertraud Radke: **Reisdiät – Gleichgewichtsdiät mit Aufbaukost**
In diesem Buch werden die Reisdiät und die Aufbaukost in allen Einzelheiten und mit vielen Rezepten beschrieben.

120 S., 2 Abb., brosch. ISBN 3-924191-43-3